AF462377

LE

MAL PERFORANT

PAR

PAUL DOR

DOCTEUR EN MÉDECINE DE LA FACULTÉ DE PARIS.

PARIS

IMPRIMERIE DE V. GOUPY ET JOURDAN

71, RUE DE RENNES, 71

1879

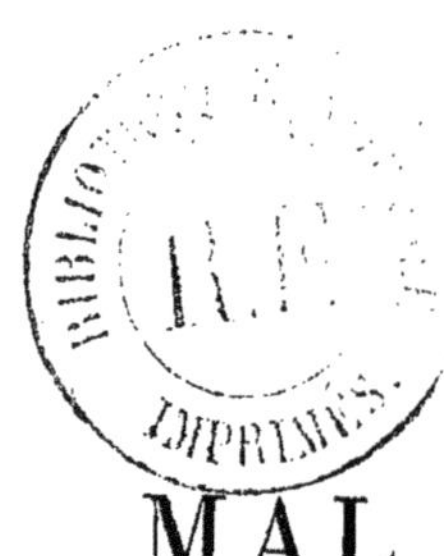

LE MAL PERFORANT

PARIS. — IMP. V. GOUPY ET JOURDAN, RUE DE RENNES, 71.

LE

MAL PERFORANT

PAR

PAUL DOR

DOCTEUR EN MÉDECINE DE LA FACULTÉ DE PARIS.

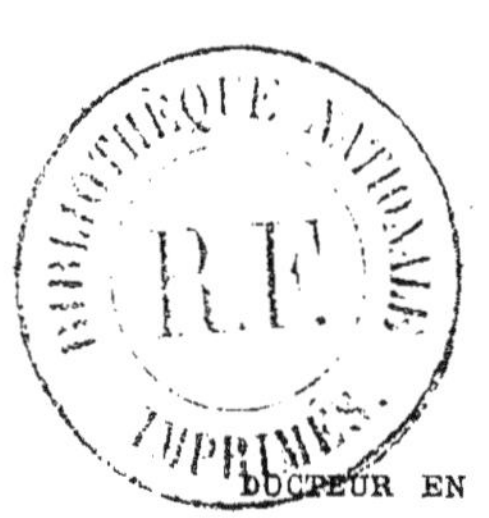

PARIS

IMPRIMERIE DE V. GOUPY ET JOURDAN

71, RUE DE RENNES, 71

—

1879

LE

MAL PERFORANT

INTRODUCTION

Parmi les maladies qui depuis quelques années ont le plus attiré l'attention des chirurgiens, se trouve cette singulière affection du pied, que l'on a désignée sous le nom de mal perforant plantaire. Inconnue il y a 25 ans à peine, cette affection, grâce aux nombreuses recherches entreprises tant en France qu'à l'étranger, s'est dégagée peu à peu de l'obscurité qui l'entourait et si, à l'heure actuelle, on discute encore sur sa nature, du moins, au point de vue clinique, peut-on l'isoler des différentes lésions qui s'en rapprochent et avec lesquelles elle est restée longtemps confondue.

Peu de maladies, en effet, ont donné lieu à autant d'interprétations différentes, et nous verrons, en étudiant l'historique de la question, qu'il s'est produit là ce qui se produit à propos de toutes les questions soumises depuis peu à l'étude : chaque cas se présentant avec un caractère qui lui appartient en propre, on est disposé à voir dans ce caractère particulier un fait qui domine la genèse de la maladie et on érige en théorie applicable à tout les cas un fait qui n'a été observé que pour quelques-uns d'entre eux. Mais, à mesure que le nombre des observations se multiplie, il est permis de les rapprocher, de rechercher les caractères communs qu'elles présentent et de tirer de ces caractères communs des conclusions sur la nature de la maladie.

Tel est le but que nous nous sommes proposé en abordant cette étude : nous avons eu l'occasion, dans le cours de nos études dans les hôpitaux de Marseille, d'observer un certain nombre de cas de mal perforant. Guidé par les bons conseils de nos maîtres, nous avons cherché dans tous les faits qui s'offraient à nous le lien commun qui les unissait, et nous avons cru trouver dans l'élément mécanique le caractère constant de l'affection qui nous occupe. Aussi, tout en tenant le plus grand compte des autres théories émises sur la nature du mal perforant, c'est la théorie mécanique que nous adopterons de préférence, comme étant la seule capable d'expliquer tous les faits observés. Et s'il nous fallait au début de ce travail donner une définition du mal perforant, nous dirions que c'est un ulcère, apparaissant toujours sous l'influence d'une cause mécanique, compliquée parfois d'un trouble trophique et empruntant à la région dans laquelle il se développe les caractères particuliers qu'il présente dans son aspect extérieur et dans sa marche.

Notre opinion ne sera peut-être pas acceptée de tout le monde, nous croirons néanmoins avoir fait une œuvre utile en venant apporter notre faible contingent d'observations aux précieux documents fournis par ceux qui nous ont précédé dans cette voie.

Nous devons ici payer un juste tribut de reconnaissance à M. le docteur Villeneuve pour les bons conseils qu'il nous a prodigués et pour l'obligeance avec laquelle il a mis à notre disposition toutes les observations recueillies dans son service. Que ceux de nos camarades, qui ont facilité notre tâche, soit en nous communiquant des observations, soit en nous signalant des malades intéressants à étudier dans les différents services hospitaliers, reçoivent également l'expression de notre gratitude.

Après avoir donné un aperçu historique de la question, nous aborderons l'étude de l'étiologie et de la pathogénie du mal perforant ; ce chapitre demandera quelque développement à cause des discussions importantes qu'il a soulevées. Nous passerons ensuite en revue les symptômes et nous terminerons notre travail par quelques indications thérapeutiques. Nous ne consacrerons pas de chapitre spécial à l'anatomie pathologique; nous n'avons jamais eu l'occasion de pratiquer d'autopsies de malades atteints de mal perforant et nous ne pourrions que reproduire les descriptions contenues dans les thèses et les mémoires antérieurs. Nous nous bornerons à citer, dans le courant de ce travail, celles de ces descriptions anatomiques qui nous paraissent nécessaires à connaître pour la discussion des diverses théories.

HISTORIQUE

Nous donnerons, dans cette première partie de notre travail, un court aperçu des principaux travaux publiés sur le mal perforant, tant en France qu'à l'étranger ; nous nous aiderons des renseignements puisés dans les différentes thèses, ainsi que dans les journaux de médecine ; un index bibliographique servira de complément à ce chapitre.

Le premier document que nous rencontrons sur l'affection qui nous occupe est un article de Marjolin, publié en 1846 dans le dictionnaire en 30 volumes : l'auteur décrit, sous le nom d'ulcère verruqueux, une lésion qui paraît avoir une grande analogie avec le mal perforant.

Ph. Boyer, en 1847, dans la cinquième édition de la pathologie chirurgicale de son père, donne à l'article *cors aux pieds* trois observations : deux de durillons non ulcérés avec lésions articulaires ; une troisième a trait à un mal perforant ulcéré. Boyer insiste sur le peu de tendance de ces ulcérations à la guérison et sur la facilité avec laquelle elles récidivent.

Nélaton, en 1852, décrivit sous le nom d'affection singulière des os du pied une maladie ulcéreuse, qui ressemble assez au mal perforant, bien qu'elle présente une évolution un peu différente.

C'est Vésignié (d'Abbeville) qui donna à la maladie le nom de mal perforant plantaire (1852). Pour Vésignié, le mal perforant n'est autre chose qu'une variété de psoriasis palmaria.

En 1855, Leplat décrit le mal perforant comme une maladie purement locale et de cause mécanique.

M. Péan, en 1863, publie une observation de mal perforant, à propos de laquelle il insiste sur le rôle des lésions des vaisseaux dans la pathogénie de cette affection : c'est le point de départ de la théorie vasculaire.

Cette théorie est soutenue dans les thèses de M. Delsol (1864) et Montaignac (1868).

En 1864, M. Poncet ne voit dans le mal perforant qu'une variété de lèpre anesthésique.

En 1867, M. Mougeot vient poser les bases de la théorie nerveuse en étudiant les troubles trophiques consécutifs aux lésions des nerfs.

La même année, Dolbeau, dans ses leçons de clinique chirurgicale, insiste sur l'importance des lésions vasculaires et démontre, à l'aide de tracés sphygmographiques, l'existence de l'athérome artériel comme cause du mal perforant.

M. Pozzi, en 1867, publie une leçon de M. le professeur Gosselin, dans laquelle ce chirurgien considère la mal perforant comme une dermo-synovite ulcéreuse.

En 1868, paraît la thèse de M. Lucain : c'est le premier travail où les lésions du système nerveux se trouvent signalées comme causes du mal perforant.

Mais c'est dans le mémoire publié en 1873 par MM. Duplay et Morat dans les *Archives de Médecine* que l'étude de ces lésions nerveuses est faite d'une manière complète.

En 1877, M. Desprès, dans sa chirurgie journalière, se rallie à la théorie mécanique.

Nous aurions encore à citer un grand nombre de thèses ; les dernières parues sur ce sujet sont celles de MM. Pitoy (1877), Mathieu et Butruille (1878).

Citons encore une thèse de M. Germain (1879) sur les troubles trophiques consécutifs aux gelures anciennes : l'auteur publie plusieurs cas de mal perforant observés chez des sujets qui avaient eu les pieds gelés.

Parlons maintenant des pricipaux mémoires publiés à l'étranger, dont nous avons eu connaissance.

En 1868, Pitha et Bilroth publient trois observations dont l'une se trouve rapportée dans la thèse de M. Soulages (1874). L'auteur attribue la persistance de l'ulcération à la tuméfaction des couches épidermiques qui ne se trouvent pas de niveau avec le fond de l'ulcère ; il a eu affaire à des cas très-douloureux ; il préconise comme traitement l'iodure de potassium qui lui a réussi dans un cas où la syphilis n'était pas en jeu.

En 1869, Addeman (*Schmidt, s. Jarbucher*, 1869) adopte la théorie mécanique, rejetant complétement l'influence de l'athérome artériel ; il a observé une modification de la sécrétion sudorale.

Estlander (*Deutsche Klinik*, 1871) assimile le mal perforant à la lèpre anesthésique.

En 1874, Ficher publie un cas de mal perforant guéri par l'excision des bords de l'ulcère et par l'autoplastie.

L'année suivante le même auteur publie un mémoire (*Archiv. f. Klinik. chirurg.*, 1875) où il relate plusieurs cas de mal perforant. A part un seul cas, les troubles trophiques se sont rencontrés d'une façon constante ; les troubles circulatoires au contraire ont manqué dans toutes les observations. Dans un cas où Fischer a pu faire des recherches anatomo-pathologiques, il n'a pas trouvé de lésions des nerfs. Quant aux artères du pied, elles ne présentaient pas d'athérome; mais, à une certaine distance de l'ulcération, elles diminuaient de calibre, et l'on trouvait dans leur paroi du tissu conjonctif de nouvelle formation. Fischer regarde le mal perforant comme la forme la plus grave de l'ulcération névro-paralytique ; cette affection, selon lui, s'accompagne toujours de troubles de l'innervation et de la nutrition. Quant aux lésions vasculaires, elles sont une lésion vasculaire toute locale. Fischer recommande comme traitement les courants continus et induits, l'ablation des os malades, le grattage des granulations flasques de l'ulcère, enfin l'autoplastie.

Pour Paul Bruns (*Berl. Klin Wochenschr*, 1875), le mal perforant est une ulcération de décubitus déterminée par un trouble local de la nutrition, qui succède lui-même à un trouble primitif de l'innervation.

Moritz (*St-Pétersb.*, *med. Zeitschr*, 1875) fait remarquer que l'affection décrite sous le nom de mal perforant reconnaît différentes causes, comme par exemple la lèpre ou les lésions nerveuses. Il conteste l'importance de l'anesthésie dans cette affection. Ce symptôme en effet fait souvent défaut, ou même est remplacé par une douleur pendant la marche. Il ajoute qu'un grand nombre de maux perforants sont des lésions purement locales de la plante du pied qui sont produites peut-être par des lésions des bourses séreuses, des gaînes tendineuses, des articulations ou des os ; la perforation de la peau ne serait alors que secondaire; mais il n'existe pas d'observation certaine d'une marche semblable de l'affection. En somme, les ulcérations les plus fréquentes de la plante du pied sont dues à la présence de cors au pied. A côté de cette forme se placent les ulcères de la lèpre et surtout ceux de cause névro-paralytique. Quant à l'expression de mal perforant, elle est à rayer du langage scientifique (Archives de médecine 1875).

Si, pour résumer cet historique, nous passons rapidement en revue les principales opinions émises sur la nature du mal perforant, nous nous trouvons en présence des théories suivantes :

1° Le mal perforant est un ulcère simple survenant à une place insolite (Sédillot).

2° C'est un ulcère dépendant de la position déclive et de la pression (Leplat).

3° Il est produit par une inflammation suppurative des bourses séreuses des orteils (Dermo-synovite ulcéreuse de Gosselin).

4° C'est une affection ulcéreuse d'un kyste développé aux dépens d'une glande sudoripare oblitérée du pied (Adelman).

5° C'est une ulcération consécutive à une maladie du squelette (Maurel).

6° C'est une variété de cancroïde (Volkman).

7° Il reconnaît pour cause une syphilis invétérée (Pitha et Esmarch).

8° La glycosurie ou l'urémie (Puel, Marquez).

9° Le psoriasis (plantaireVésignié).

10° C'est une variété de lèpre anesthésique (Poncet et Estlander).

11° Il est sous la dépendance d'une maladie du système vasculaire (Péan, Dolbeau, Delsol, Montaignac).

12° Il est lié à une maladie du système nerveux (Lucain, Duplay et Morat, Pitoy).

ÉTIOLOGIE. — PATHOGÉNIE

Avant d'aborder l'étude des causes du mal perforant, nous devons dire quelques mots de sa fréquence, suivant l'âge, le sexe, les professions, etc.

L'âge ne paraît pas avoir d'influence manifeste sur la production du mal perforant. A part les enfants, chez lesquels on n'en a pas, que je sache, observé d'exemple, toutes les périodes de la vie, depuis l'âge adulte jusqu'à la vieillesse, paraissent y être également exposées.

Il n'en est pas de même du sexe, et si l'on possède aujourd'hui quelques observations de mal perforant survenu chez des femmes, ce mal est néanmoins chez elles incomparablement plus rare, à tel point que, pendant longtemps, on avait cru que cette partie du genre humain en était exempte. La cause doit en être cherchée dans la nature moins pénible des travaux auxquels la femme est soumise, et aussi dans le soin plus grand qu'elle a généralement de sa personne.

Quant aux professions, ce sont celles qui obligent les sujets à rester longtemps debout, à faire de longues marches et surtout à porter des fardeaux, qui entrent pour la plus large part dans la production du mal perforant.

Toutes les diathèses ont été accusées de produire le mal perforant; mais il y a eu là des erreurs d'interprétation : c'est ainsi que la scrofule et la syphilis pouvant intéresser directement le système osseux, on a pris pour des maux perforants, relevant de ces diathèses, des fistules symptomatiques de lésions du squelette. Tout au plus, la scrofule et la syphilis pourraient-elles, par le gonflement des os qu'elles déterminent, aider à la production du durillon et par suite du mal perforant.

C'est également en déformant le squelette et en exagérant, par conséquent, en certains points, la compression que subit la peau de la plante du pied que le rhumatisme peut jouer un rôle dans l'étiologie du mal perforant.

M. Puel (d'Anvers), dans une brochure dont nous trouvons l'analyse dans la *Revue des Sciences médicales*, cherche à établir une relation de cause à effet entre le diabète et le mal perforant. Les lésions anatomiques et la marche de cette sorte d'ulcère, les symptômes dont elle s'entoure rappellent des manifestations analogues de la glycosurie et, suivant Puel, la pathogénie du mal perforant trouverait son explication dans les troubles organiques dus à cette maladie générale. Nous ne faisons que signaler cette opinion qui demanderait de plus amples recherches.

Si nous recherchons maintenant les causes du mal perforant, nous devons bien nous attacher à distinguer les causes immédiates, nécessaires, que l'on rencontre dans tous les cas, de celles qui ne sont qu'adjuvantes et sans lesquelles le mal peut exister.

Si l'on se pénètre bien de cette idée, on ne tarde pas à reconnaître que le mal perforant n'a qu'une seule cause, c'est la compression : c'est toujours en effet dans les points qui, dans la marche, ont à supporter le poids du corps que cette maladie survient. La compression se traduit d'abord par la production de durillons en des points variables suivant la conformation du pied ; si cet organe est normalement conformé, on les verra apparaître dans les points qui, pendant la station debout, sont le siége de la pression la plus forte, c'est-à-dire au niveau du talon et plus souvent encore au niveau de la saillie des articulations métatarso-phalangiennes : c'est là le lieu d'élection. S'il y a une déformation du pied, ce sera dans des points particuliers à chaque variété de déformation; nous nous occuperons spécialement de cette question quand nous étudierons le siége de la maladie. Qu'il nous suffise de dire, pour le moment, que toutes les circonstances qui tendent à exagérer la pression que subit la plante du pied dans un point plus que dans un autre favoriseront la production de ce durillon.

C'est ainsi qu'il faut tenir compte, dans l'étiologie, des luxations traumatiques non réduites des os du pied ou bien de ces subluxations spontanées qui se produisent chez les individus faisant usage de chaussures mal faites, ou bien encore du gonflement des articulations résultant d'une arthrite sèche, en un mot de toutes les dispositions vicieuses congénitales ou acquises que peut affecter le squelette de la région.

Mais le durillon qui précède le mal perforant ne présente en lui-même rien de particulier à l'affection dont il est la première étape; il est absolument semblable à toutes les productions épidermiques que l'on observe dans les points comprimés. Toute la différence réside dans le plus ou moins de soin que le sujet a de sa personne. Si ces productions épidermiques sont coupées de temps en temps, elles persisteront indéfiniment dans le même état sans jamais donner lieu à aucune ulcération ; mais que l'individu les néglige et leur laisse acquérir un développement exagéré, alors les couches profondes du derme, comprimées entre le durillon d'une part et le squelette de la région de l'autre, perdront peu à peu de leur vitalité; les vaisseaux s'oblitéreront, les nerfs seront détruits et la peau se trouvera dans les meilleures conditions possibles pour la production d'une ulcération : vitalité moindre des tissus par le fait de la destruction des vaisseaux et des nerfs, insensibilité de la région, d'où, difficulté plus grande ou même impossibilité pour le sujet de se soustraire aux petits traumatismes qui sont le point de départ de l'ulcère. Ainsi, c'est souvent à la suite d'une piqure par un clou de chaussure ou par un fragment de verre, si l'individu marche nu-pieds, que la maladie débute. D'autres, gênés dans la marche par le développement exagéré du durillon, s'arment un peu trop tardivement d'un instrument tranchant, qui, opérant sur une région insensible, dépasse les limites de l'épiderme sans provoquer de douleur, amène l'issue d'un peu de sang et la perforation est produite. D'autres fois enfin la perforation se produit spontanément, sans qu'il s'y ajoute aucun traumatisme; les couches profondes du derme, soumises par le fait du durillon à une compression exagérée, finissent par s'enflammer; il se produit une petite collection sero-sanguinolente qui peu à peu détruit les couches profondes de l'épiderme, jusqu'à ce que cet épiderme aminci se perfore en un point pour donner issue à la collection sous-jacente.

Cette perforation est presque toujours indolente; le malade ne s'en aperçoit souvent pas pendant longtemps, ou bien la considère comme de trop peu d'importance pour la soigner; il se contente d'appliquer quelques linges, qui ne font qu'exagérer la pression que subit le pied dans la chaussure et continue à travailler. Dès lors, le mal gagne toujours en profondeur et, contrairement à ce qui se passe pour les autres solutions de continuité des tissus, il ne se manifeste aucune tendance à la cicatrisation. « C'est, dit Delsol, une espèce de gangrène moléculaire, entretenue par le défaut de soins et par la cuirasse épidermique qui double les tissus et les empêche du se mettre en contact. » C'est en effet cette cuirasse épidermique qui s'oppose à la guérison et qui explique la différence si tranchée qui existe entre le mal plantaire et les ulcères que l'on rencontre sur toute autre partie du corps. Que se passe-t-il en effet dans un ulcère ordinaire? Le fond se recouvre de bourgeons charnus, roses et fermes, les bords, d'abord gonflés, épaissis, se dépriment et deviennent le point de départ d'une cicatrice, qui s'étend progressivement vers le centre de l'ulcère. Ici rien de semblable : le fond de l'ulcère, privé de vitalité par la compression prolongée qu'ont subie les organes nourriciers de la région, est grisâtre et sanieux ; quant aux bords, comment ces couches d'épiderme corné et sans vie pourraient-elles devenir le point de départ d'une cicatrice? Les chirurgiens ont depuis longtemps reconnu ce fait ; aussi donnent-ils tous pour premier conseil de supprimer le bourrelet épidermique qui circonscrit l'ulcère ; c'est à ce seul prix que l'on peut obtenir une guérison.

On voit par là combien est peu fondée l'objection faite par certains auteurs à la théorie mécanique que nous soutenons en ce moment : nous voulons bien, disent-ils, que la production épidermique soit la cause du mal perforant ; mais lorsque le mal perforant est produit, il n'y a plus de durillon, il a été détruit par l'ulcération ; pourquoi alors, si ce durillon était toute la cause de l'affection, le mal ne guérit-il pas immédiatement? Sans doute, quand l'ulcération est produite, il n'y a plus d'épiderme qui vienne comprimer son centre; mais les bords ne sont-ils pas toujours constitués par cet épiderme épaissi et impropre à toute espèce de travail de prolifération cicatricielle?

La cuirasse épidermique et l'incurie du malade, comme l'a fort bien dit M. Desprès, voilà donc les véritables causes de la production et de la persistance du mal perforant. Et nous avons là l'explication de ce fait qui a été noté par tous les observateurs : le mal perforant ne se rencontre que dans la classe ouvrière. On a bien cité deux ou trois cas où la maladie s'est développée chez des gens de la classe aisée; nous trouvons entre autres une observation, publiée par Bilroth, de mal perforant survenu chez un homme de lettres; mais, outre que l'observation est très-incomplète, il y aurait encore à savoir si l'intervention chirurgicale inopportune, à laquelle on eut recours dans ce cas, n'entra pas pour beaucoup dans la production de l'ulcération. Il n'en est pas moins avéré que le mal perforant est extrêmement rare dans la classe aisée. Pourquoi? parce que les gens riches sont généralement soigneux de leur personne, parce qu'ils enferment dans des chaussures bien faites des pieds sur lesquels ils ne laissent pas développer ces productions épidermiques considérables, parce qu'enfin leur existence plus ou moins sédentaire les affranchit de tout travail pénible.

La même remarque s'applique à la femme, parce que son genre de vie s'oppose, bien plus que pour l'homme, à la production de durillons.

On ne manquera pas de nous objecter que tous les hommes soumis à des travaux pénibles et d'ailleurs peu soigneux de leur personne, ne sont cependant pas atteints de mal perforant ; le fait est incontestable; mais si les mêmes conditions mécaniques et hygiéniques sont aptes à produire le mal perforant chez un sujet, tandis que chez un autre elles resteront insuffisantes, c'est qu'il vient s'ajouter chez ce dernier un élément qui met obstacle à l'évolution de la maladie. Cet obstacle, M. Desprès l'a placé avec raison dans l'état de la sécrétion sudorale. On a remarqué, en effet, que chez les sujets atteints d'ulcère perforant, la peau de la région plantaire présentait une sécheresse anormale, la sécrétion de la sueur étant abolie dans cette région. Nous ne nous arrêterons pas à discuter si cette suppression de la sueur est primitive et préexiste au durillon, ou si elle résulte, au contraire, d'une atrophie des glandes sudoripares étouffées par la prolifération épidermique. Quoi qu'il en soit, il est très-rationnel d'admettre que, lorsque la sueur continue à être sécrétée normalement, l'épiderme n'acquiert jamais cette dureté et cette épaisseur qui sont si funestes à la nutrition des tissus sous-jacents.

L'état de la sécrétion sudorale joue donc un rôle important dans la production du mal perforant ; mais il est encore un certain nombre de causes, qui, pour n'être pas constantes, n'en ont pas moins, lorsqu'elles existent, une influence considérable : je veux parler de toutes ces lésions capables d'apporter un trouble dans la nutrition des tissus.

Mais avant d'aborder l'étude de ces troubles trophiques qui ont été signalés comme faisant cortége au mal perforant et au nombre desquels le mal perforant lui-même devrait être rangé, d'après certains auteurs, nous devons jeter un coup d'œil rapide sur la question, aujourd'hui si discutée de l'influence du système nerveux sur la nutrition.

La nutrition des tissus relève de deux ordres d'organes : les vaisseaux et les nerfs. L'influence des vaisseaux est connue depuis fort longtemps et l'on a tous les jours l'occasion d'observer les désordres considérables (gangrène, œdème) que produit leur oblitération en privant les organes du liquide nourricier, du milieu intérieur, comme dit Claude Bernard, indispensable à leur vie et à leur fonctionnement : nous ne nous arrêterons donc pas plus longtemps sur ce sujet.

Quant au rôle du système nerveux dans la nutrition, son étude est de date plus récente, et, si la science n'est pas encore définitivement fixée sur ce point, les travaux des physiologistes lui font faire tous les jours d'immenses progrès.

C'est surtout pour la moelle et les nerfs périphériques que cette influence trophique a été bien établie. Mais l'encéphale lui-même paraît y prendre une certaine part. Ainsi M. Charcot a appelé l'attention sur les rougeurs et les escharres qui surviennent aux fesses dans les premiers jours qui suivent une attaque d'apoplexie et qui sont si peu le résultat du décubitus, qu'ils se produisent ordinairement dans les points qui portent à peine sur le lit ; il a signalé d'autre part les arthropathies survenant de quinze jours à un mois après l'accident, soit avec l'hémorrhagie, soit avec le ramollissement cérébral, ainsi que les éruptions de zona apparaissant sur le membre frappé d'hémiplégie et disparaissant avec cette hémiplégie.

Le rôle trophique de la moelle a été encore mieux établi tant par la physiologie expérimentale que par la pathologie.

C'est ainsi que M. Brown-Séquard a observé une atrophie rapide et considérable des muscles du train postérieur chez un cobaye à qui il avait pratiqué une section transversale complète de la moelle au niveau de la deuxième ou troisième vertèbre lombaire. M. Vulpian a pratiqué la même opération sur un cobaye, et il put constater à l'autopsie que le nerf sciatique contenait un certain nombre de fibres dégénérées au milieu de fibres saines. Des lésions cutanées peuvent se produire dans les mêmes circonstances ; c'est ainsi que l'on a observé chez les animaux des éruptions cutanées sur des parties séparées expérimentalement de la moelle.

Si nous interrogeons la pathologie, nous verrons les faits cliniques venir confirmer ces données fournies par l'expérimentation. Ainsi dans les lésions de la moelle il n'est pas rare d'observer des pustules d'ecthyma, des éruptions d'herpès, de lichen sur les pieds ou sur les mains. La peau des parties paralysées, surtout vers les extrémités de ces parties, peut s'amincir ou, au contraire, s'épaissir, devenir le siége d'une desquamation plus ou moins active ou de taches pigmentaires ; les poils, les ongles subissent des modifications importantes dans leur aspect extérieur et leur structure.

M. Charcot a récemment appelé l'attention sur les arthropathies de cause spinale ; il avait déjà signalé les relations qui existent entre le zona et les altérations des nerfs intercostaux.

Enfin les deux maladies qui altèrent le plus rapidement le tissu musculaire : la paralysie infantile et l'atrophie musculaire progressive sont liées d'une manière bien établie aujourd'hui à une lésion des cornes antérieures de la substance grise.

M. Couyba (thèse de Paris 1871) a étudié d'une manière complète les troubles trophiques que l'on rencontre dans les altérations traumatiques de la moelle.

Nous ne nous arrêterons pas à discuter quel est le point de la moelle où l'on peut localiser cette influence trophique ; ce serait sortir du cadre de notre sujet. Qu'il nous suffise de dire que, si les cornes antérieures de la substance grise paraissent être le centre trophique des nerfs moteurs et du tissu musculaire, pour les nerfs sensitifs et les tissus qu'ils innervent on tend plutôt à placer ce centre trophique dans les ganglions intra-vertébraux des racines postérieures de la moelle.

Il nous reste à étudier l'influence sur la nutrition des nerfs périphériques, et en particulier pour la question qui nous occupe, l'influence du nerf sciatique. Cette influence a été démontrée expérimentalement par M. Vulpian : « Des ulcérations plus ou moins profondes des pieds, produisant même parfois l'élimination d'une partie des extrémités, se produisent bien plus souvent encore après la section des nerfs des membres postérieurs qu'après la section transversale de la moelle en avant de l'origine de ces nerfs. Et cela se conçoit facilement : car en sectionnant les nerfs on soustrait complétement les parties qu'ils animent à l'influence de la moelle, tandis que la division transversale de la moelle laisse les extrémités centrales de ces nerfs en relation avec la substance grise qui leur donne naissance et qui peut encore transmettre son influence aux parties auxquelles ils se distribuent. » Les troubles trophiques consécutifs aux lésions du nerf sciatique ont été étudiés avec le plus grand soin par MM. Brown-Séquard, Charcot, Laborde ; nous ne croyons pas devoir y insister davantage.

L'influence trophique du système nerveux central ou périphérique ne saurait donc être mise en doute. Mais par quel mécanisme se produit cette influence, par quel intermédiaire se transmet-elle aux tissus ? Telles sont les questions qu'il nous reste à examiner rapidement.

Et d'abord les lésions qui intéressent la moelle ou les nerfs agissent-elles en privant les tissus de l'inflence médullaire, ou au contraire, en transmettant jusque dans ces tissus une irritation dont la lésion est le point de départ ? Les deux opinions sont soutenues par des maîtres également autorisés. M. Vulpian défend la première opinion : « C'est l'interception de l'influence médullaire et non sa suractivité qui est la cause des troubles trophiques qui se manifestent dans les divers tissus d'un membre dont les nerfs principaux ont été coupés ; on peut appliquer à la moelle ce que je dis des nerfs. »

M. Charcot écrit au contraire : « Le défaut d'action du système nerveux n'a pas d'influence directe immédiate sur la nutrition des parties périphériques ; l'excitation morbide, l'irritation des nerfs ou des centres nerveux sont au contraire de nature, sous certaines conditions, à provoquer à distance les troubles trophiques les plus divers. » Comme on le voit, la question est loin d'être résolue et ce n'est pas à nous qu'il appartient de prononcer entre les deux éminents physiologistes.

Quant aux voies de transmission de cette influence trophique de la moelle aux tissus, leur étude n'a pas non plus reçu encore de solution définitive.

Tout d'abord, nous devons rejeter l'hypothèse de nerfs spécialement préposés à la nutrition. Samuel s'était efforcé de démontrer l'existence de ces nerfs trophiques ; mais les recherches anatomiques les plus minutieuses n'ont jamais permis de les découvrir, « et l'on ne devrait, dit M. Vul-
« pian, accepter sous toute réserve cette hypothèse qui ne

« repose sur aucune donnée expérimentale, que si l'on ne « pouvait pas trouver d'autre explication aux faits en dis- « cussion. »

« M. Charcot, qui a étudié avec tant de soin les troubles trophiques déterminés par les lésions de la moelle et des nerfs, a eté conduit à se demander si les fibres sensitives ne pourraient pas, dans certains cas, transmettre aux parties périphériques l'action trophique de la moelle. Lorsque ces fibres sensitives, celles des racines postérieures par exemple, s'altèrent, l'influence trophique s'exalterait ou s'affaiblirait ou se pervertirait, et ainsi se produiraient les diverses lésions cutanées ou autres. J'ajoute, dit M. Vulpian, que la possibilité de cette transmission par les fibres nerveuses sensitives est toute prouvée par les faits qui montrent que les fibres s'altèrent dans toute leur partie périphérique, lorsqu'elles sont coupées entre les ganglions rachidiens et leurs extrémités cutanées. » (Vulpian. *Art. moelle, du Dict. Encycl.*)

Restent les nerfs vaso-moteurs, et voici, d'après M. Brown-Séquard, comment ces nerfs interviendraient dans une lésion nerveuse : contraction, par action réflexe, des vaisseaux de la moelle épinière et de la pie-mère, anémie de la substance grise, limitée au point d'émergence d'un certain nombre de racines vaso-motrices ; perte de la propriété excito-motrice de ces nerfs ; paralysie consécutive des petits vaisseaux sanguins et des capillaires et par suite lésions trophiques. Il est certain que pour l'œil, par exemple, la section du trijumeau produit des troubles de nutrition qui peuvent être rapportés à des modifications circulatoires. Il est permis de penser qu'il peut en être de même sur tout autre point de la périphérie du corps.

Cette rapide incursion dans le domaine de la physiologie nous démontre l'influence des vaisseaux et des nerfs sur la nutrition des tissus. Il est certain que des troubles trophiques divers peuvent être le résultat des altérations de ces organes. Voyons si le mal perforant peut être rangé au nombre de ces troubles trophiques.

Et d'abord, quelles sont les lésions vasculaires que l'on a considérées comme pouvant être causes du mal perforant?

M. Péan, le premier en 1863, appela l'attention sur ces troubles vasculaires dans une observation où l'état des vaisseaux put être constatée à l'autopsie.

Nous citerons tout au long, à cause de son importance, la partie de cette observation qui a trait à la description anatomique des lésions vasculaires.

« C'est du côté des vaisseaux que nous avons trouvé le fait anatomique qui nous paraît constituer le point vraiment intéressant de l'observation. Les artères du membre, d'un calibre ordinaire, étaient le siége d'une altération qui me paraît avoir un rapport avec la maladie du pied. Elles présentaient toutes les lésions de l'artérite chronique, épaississement considérable des tuniques, incrustations calcaires, nombreuses, disséminées dans leurs parois. Nous avons ouvert les artères plantaires, pédieuses et tibiales avec le plus grand soin ; elles renfermaient des concrétions fibrineuses, mélaniques qui obstruaient une partie de leur calibre. Dans la pédieuse et la tibiale antérieure, ces caillots étaient moins volumineux et moins denses que dans les artères de la partie postérieure de la jambe. Dans la tibiale postérieure, les concrétions étaient intimement unies aux parois, surtout dans le tiers inférieur de la jambe ; elles n'occupaient point cependant tout le calibre du vaisseau qui présentait à leur niveau une lumière extrêmement étroite. C'est dans les artères plantaires que l'oblitération paraissait la plus complète : nous avons incisé avec le plus grand soin ces deux artères jusqu'à la naissance des collatérales des doigts et nous les avons trouvées obturées d'une manière presque absolue. Dans quelques points elles formaient un cylindre plein. L'adhérence des caillots à la membrane interne était très-grande. La séreuse interne paraissait dépolie, privée de son épithélium. Parmi les branches de la plantaire externe, quelques-unes étaient vides de caillots et à peu près à l'état normal, mais celles-ci étaient en petit nombre. »

Voilà donc l'existence de l'endartérite mise hors de doute chez un sujet porteur de mal perforant. Cette même lésion a été constatée par M. Delsol chez deux malades, dont il publie l'observation : dans ces deux cas on a observé à un moment donné de la gangrène spontanée.

Dolbeau, le premier, eut l'idée d'appliquer le sphygmographe à l'étude de ces lésions vasculaires, et l'on trouve dans ses leçons cliniques plusieurs tracés caractéristiques de l'athérome artériel, qui furent pris sur des malades atteints de mal perforant; l'autopsie vint en outre, dans quelques-uns de ces cas, confirmer le diagnostic porté pendant la vie.

Dès lors l'impulsion était donnée : plusieurs thèses se succédèrent (Delsol, Montaignac) où l'existence de l'athérome artériel fut parfaitement établie.

Enfin M. Lucain, dans une thèse que nous avons déjà citée, après avoir établi des maux perforants d'origine purement mécanique, d'autres d'origine nerveuse, arrive à la description des maux perforants d'origine vasculaire qui sont pour lui les plus nombreux.

« L'altération des vaisseaux, dit-il, agit surtout comme cause d'oblitération de leur calibre ; cette oblitération peut provenir d'une lésion locale des parois vasculaires, c'est le cas le plus fréquent, ou d'une lésion d'un point quelconque de l'arbre circulatoire. Dans le premier cas, c'est une dégénérescence athéromateuse ou calcaire locale; dans le second, c'est une embolie formée par un caillot provenant du cœur ou de l'aorte descendante. Quelquefois c'est un caillot fibrineux développé sur place (thrombose, inopexie.) Consécutivement à cette oblitération il y a ischémie du pied. Si, à ce vice de nutrition vient s'ajouter une cause adjuvante, telle que la pression du pied sur le sol, la vitalité finira par disparaître ; il y aura ulcération ou autrement dit mal perforant. Si par le repos au lit on fait cesser une des causes de l'ischémie plantaire, l'ulcération s'arrête, parfois même se cicatrise complétement, mais pour se reproduire bientôt soit spontanément, soit par suite des progrès de l'oblitération vasculaire, soit à la suite d'une marche ou d'une fatigue prolongées. »

Toutes les lésions que nous venons de passer en revue intéressent le système artériel. Le système veineux ne peut-il pas aussi avoir sa part dans la production de la maladie? L'existence de varices du membre inférieur a été constatée dans quelques cas. Bien qu'il soit difficile de constater pendant la vie la présence de varices sur les veines du pied elles-mêmes, nous n'hésitons pas à admettre que, quand les veines de la jambe sont atteintes de cette maladie, la circution veineuse doit être plus ou moins gênée à la région plantaire ; rien d'étonnant dès lors que, sous l'influence d'une cause mécanique, il se produise dans cette région, dont la vitalité est amoindrie, ce qui se produit à la partie inférieure d'une jambe variqueuse, c'est-à-dire un ulcère rebelle à la cicatrisation.

Ainsi en dartérite, athérome, thrombose, embolie, varices, telles sont les lésions signalées comme causes du mal perforant et sur lesquelles on a voulu édifier la théorie que nous appellerons théorie vasculaire. Cette théoric tendrait à considérer les lésions vasculaires comme constantes et nécessaires dans la production du mal perforant.

Il y a là évidemment une exagération. D'abord, parmi ces lésions vasculaires, l'endartérite n'est pas très-commune, la thrombose et l'embolie le sont encore moins, en supposant même qu'on en ait constaté un seul exemple chez des malades atteints de l'ulcère plantaire. Restc l'athérome artériel qui, sans être une maladie fréquente, se rencontre cependant bien plus souvent que le mal perforant. De plus, cette maladie étant l'apanage de la vieillesse, le mal perforant devrait se rencontrer surtout à cette période de la vie; or nous avons établi qu'on peut l'observer à tous les âges.

Il est vrai que certaines influences, et l'alcoolisme en particulier, viennent hâter la déchéance organique, dont l'athérome artériel n'est que l'expression et que, même chez des sujets peu avancés en âge, on peut trouver des artères malades. C'est ce que nous avons pu parfaitement établir chez le jeune homme qui fait le sujet de notre observation V. Mais il n'est pas moins certain que chez un grand nombre de malades atteints de mal perforant l'examen attentif des artères à l'aide du toucher et du sphygmographe et dans certains cas la vérification anatomique ont montré que les artères étaient absolument indemnes de toute lésion.

MM. Duplay et Morat, et avec eux certains auteurs allemands, ont fait à cette théorie vasculaire une objection assez sérieuse en admettant que les altérations vasculaires, loin d'être la cause du mal perforant, en sont au contraire le résultat. Se basant sur ces deux faits, d'une part, que les altérations artérielles diminuent à mesure qu'on s'éloigne du siége de l'ulcération, pour disparaître même complétement à une certaine distance, et, d'autre part, que c'est surtout la tunique interne qui est malade, ils n'hésitent pas à admettre qu'il s'agit là d'une inflammation propagée par continuité de tissu de l'ulcère aux vaisseaux de la région. Sans doute quand la lésion artérielle est limitée à une petite distance au pourtour de l'ulcère et que les autres régions du système vasculaire sont parfaitement saines, cette interprétation peut être admise. Mais en dehors de ce cas, il nous paraît difficile qu'un ulcère, aussi peu étendu que l'est en général le mal perforant et surtout présentant si peu de réaction inflammatoire, suffise à déterminer une maladie s'étendant seulement jusqu'au niveau de l'iliaque externe. A plus forte raison, devons-nous rejeter cette explication quand le sphygmographe et l'autopsie montrent l'existence de l'athérome sur les artères du membre supérieur ou dans toute l'étendue de l'arbre artériel.

Nous admettons donc que les lésions vasculaires peuvent jouer un rôle dans la production du mal perforant, et, sans adopter la théorie vasculaire dans ce qu'elle a de trop absolu, sans définir, avec M. Montaignac, le mal perforant un ulcère artério-athéromateux, nous croyons qu'il faut tenir compte de ces lésions artérielles.

Sans doute M. Lucain va trop loin quand il dit : « Le mal perforant n'est qu'une gangrène moléculaire, s'effectuant chroniquement, attendu que l'oblitération est limitée. Si elle était générale ou si elle affectait le tronc principal, on aurait une gangrène dite spontanée ou plutôt le sphacèle du pied, sphacèle qui s'observe parfois lorsque l'oblitération progressant sans cesse finit par devenir générale. » Mais s'il en était ainsi, si le mal perforant était toujours l'expression d'une gangrène moléculaire, le sphacèle du pied devrait tôt ou tard survenir dans tous les cas, car la dégénérescence artérielle n'a aucune tendance à la régression, elle tend au contraire sans cesse à s'accroître ; ou tout au moins ne devrait-on jamais voir de cas de guérison du mal perforant, ce qui est absolument contraire à l'observation.

En résumé nous considérons les lésions vasculaires comme une cause prédisposante de mal perforant. Nous en dirons autant des lésions nerveuses que nous allons maintenant passer en revue.

M. Lucain, le premier, appela l'attention sur ces lésions du système nerveux, qu'il considéra comme les causes de toute une classe de maux perforants.

A l'appui de cette opinion il cite deux observations : dans l'une, il s'agit d'une fracture du fémur au niveau du tiers inférieur, consolidée par un cal difforme très-volumineux ; ce cal comprimait le nerf sciatique et la compression eut pour résultat l'atrophie avec déformation du membre inférieur et du pied correspondant et la production d'un mal perforant. L'autre observation est relative à une déformation du pied résultant d'une atrophie musculaire progressive ; il y avait un pied-bot varus équin à droite et un pied en griffe à gauche ; il se produisit à un moment donné un mal perforant à chaque pied.

Ce rôle des lésions nerveuses dans l'étiologie du mal perforant fut repris en 1873 par MM. Duplay et Morat dans le remarquable mémoire que nous avons déjà cité plusieurs fois. Nous trouvons là quatre observations des plus concluantes : dans l'une, il s'agit d'un kyste hydatique du sacrum ayant comprimé les origines du plexus sacré ; dans deux autres cas, le nerf sciatique avait été lésé par une balle ; enfin la quatrième observation est celle d'un ataxique qui présentait des ulcères perforants multiples sous plusieurs orteils du pied gauche.

Il était intéressant, en présence de ces affections du système nerveux venant compliquer le mal perforant, de voir si ces lésions centrales amèneraient dans les nerfs de la région des troubles anatomiques capables d'expliquer la production de l'ulcère; c'est ce que MM. Duplay et Morat s'efforcèrent de rechercher et voici le résultat de leurs travaux, tel que nous le trouvons consigné dans leur Mémoire : « L'altération des tubes nerveux dans le mal perforant est une lésion dégénérative en tout semblable à celle qui se produit après la section des nerfs et leur séparation des centres trophiques.

« En effet, les tubes nerveux, réduits à leur gaîne de Schwan plus ou moins revenue sur elle-même, ne contiennent plus ni cylindre axe, ni myéline ; les restes de celle-ci se montrent sous forme de granulations fines plus ou moins rares, suivant l'ancienneté de la lésion. L'intérieur de la gaîne renferme de nombreux noyaux ovalaires, résultant de la multiplication du noyau unique appartenant à chaque segment.

« Un fait important à noter, c'est que ces fibres se régénèrent et qu'au milieu de fibres en pleine dégénération, il n'est pas rare d'en trouver quelques-unes en train de se régénérer. Il y aurait donc un mouvement continuel de dégénération et de régénération assez en rapport avec les allures lentes du mal perforant et ses oscillations perpétuelles entre la guérison et la récidive. Le nerf paraît dégénéré jusqu'à une grande distance de l'ulcération. Or la dégénération, comme on sait, a une marche descendante pour les nerfs périphériques (au moins à partir des ganglions spinaux). Il n'y a donc pas à invoquer ici, comme pour les vaisseaux, une inflammation de voisinage; cette lésion ne peut être que primitive ou indépendante. Or, sur six cas, nous l'avons rencontrée six fois; aussi nous la considérons comme primitive.

« A côté de cette lésion, il en existe une autre affectant l'enveloppe extérieure du nerf et son tissu conjonctif (névrité périphérique ou interstitielle), qui est une lésion de voisinage. »

Aussi MM. Duplay et Morat n'hésitent-ils pas à conclure que le mal perforant est une affection ulcéreuse du pied, placée sous la dépendance immédiate d'une dégénération des nerfs de la région, dégénération reconnaissant elle-même les causes les plus diverses (lésions de la moelle ou des gros troncs nerveux, etc.).

Dans ces dernières années, on a publié un grand nombre d'observations de mal perforant, accompagné de lésions du système nerveux; nous en trouvons plusieurs dans les thèses récentes de MM. Pitoy, Bernard, Soulages; mais c'est dans un mémoire de Fischer (*Archiv. f. Klin. chirurg.*, 1875) que nous trouvons réunies les observations les plus intéressantes dans ce genre; nous allons en donner un résumé rapide, emprunté à la *Revue des Sciences médicales.*

1° Myxôme de la moelle; gangrène léproïde des orteils, des doigts; ulcères léproïdes des membres; mal perforant; troubles de la sensibilité et de la motilité des extrémités;

2° Hémiplégie ancienne. Troubles trophiques des ongles, des orteils ; anesthésie ; mal plantaire ;

3° Blessure du nerf sciatique ; paralysie du membre inférieur ; atrophie ; erythème et œdème du membre, mal plantaire ;

4° Atrophie et paralysie du membre inférieur gauche, consécutivement à une luxation traumatique du fémur ; troubles trophiques divers ; mal perforant ;

5° Paralysie de la jambe à la suite d'une fracture consolidée vicieusement ; troubles trophiques des ongles et ulcérations circumunguéales, œdème, erythème du pied, mal perforant ;

6° Coup de feu à la fesse ayant blessé le sciatique ; troubles trophiques, mal perforant.

Nous devons entrer maintenant dans quelques considérations cliniques sur les relations qui existent entre le mal perforant et les lésions nerveuses qui l'accompagnent le plus souvent. Nous les diviserons en lésions spontanées et lésions traumatiques.

1° Parmi les maladies spontanées du système nerveux, une des plus fréquemment signalées est l'ataxie locomotrice. Un fait particulier à cette affection, c'est que l'ulcère se développe souvent au talon ; cette localisation est en rapport avec la démarche spéciale du malade qui frappe forte ment le sol du talon.

L'atrophie musculaire progressive a aussi été signalée quelquefois ; elle peut être considérée comme prédisposant au mal perforant, peut-être par les troubles des centres trophiques dont elle est elle-même une manifestation, mais surtout par les déformations qu'elle imprime au pied et par l'amincissement de la couche de parties molles interposée entre la peau et le squelette.

Citons encore la sclérodermie, dont notre observation XI est un exemple remarquable.

Doit-on considérer cette affection comme étant sous la dépendance d'une lésion du système nerveux central, et alors le mal perforant pourrait n'être qu'une manifestation concomitante de la même lésion nerveuse ; ou bien doit-on, comme certains travaux récents tendraient à le faire croire, envisager la sclérodermie comme une inflammation primitive du derme, pouvant entraîner après elle divers troubles de nutrition et peut-être alors le mal perforant.

Nous ne parlerons pas de toutes les tumeurs des os ou des parties molles pouvant comprimer la moelle ou les troncs nerveux. L'observation, déjà citée, relative au kyste hydatique du sacrum, indique suffisamment la possibilité d'accidents de ce genre.

2° Les lésions traumatiques peuvent intéresser la moelle, les gros troncs nerveux ou les extrémités terminales de ces nerfs.

Comme exemple de traumatisme ayant intéressé la moelle, nous citerons l'observation, publiée par Dolbeau, d'un homme qui portait une déformation de la colonne vertébrale, consistant en une saillie anormale des onzième et douzième vertèbres dorsales, accompagnée d'une paraplégie incomplète, et qui fut atteint, un an après l'accident, de mal perforant. Nous citerons de notre côté une observation analogue, où l'existence d'une fracture de la colonne vertébrale nous paraît très-probable.

Le mal perforant consécutif à une lésion du nerf sciatique a été parfaitement établi par les observations déjà citées de MM. Duplay et Morat et de Fischer.

Sonnenburg (*Deutsch Zetsch. f. chirurg.* 1874) relate

l'observation d'une paysanne de 42 ans, qui, à l'âge de 14 ans, avait eu le nerf tibial, le nerf saphène et le nerf cutané plantaire du côté droit divisés par un coup de faux. La plante du pied était restée depuis lors insensible. A 40 ans, un ulcère, présentant tous les caractères du mal perforant, se produisit à la région du talon du côté droit.

Comme lésions intéressant les extrémités terminales des nerfs, citons d'abord les traumatismes de toute nature (plaies, contusions, etc.) intéressant le pied et la partie inférieure de la jambe, sans léser pourtant de branche nerveuse importante ; ces traumatismes agissent vraisemblablement en déterminant une névrite, qui, du point blessé, remonte plus ou moins haut.

Citons encore les brûlures et les gelures. Comme exemple de brûlures, nous ne possédons que l'observation de ce maçon, constructeur de fours, qui a été victime, à plusieurs reprises, dans l'exercice de son métier, de brûlures de la plante du pied. Ce point d'étiologie aurait besoin d'être appuyé sur de plus nombreuses observations ; mais *a priori* on peut admettre qu'il se passe pour les brûlures ce qui est parfaitement démontré aujourd'hui pour les gelures.

MM. Duplay et Morat ont signalé l'existence de gelures dans l'étiologie du mal perforant et en ont donné une observation. Plusieurs faits du même genre ont été cités depuis et nous en donnons nous-mêmes deux observations. Enfin les lésions trophiques consécutives aux gelures ont été bien étudiées dans une thèse soutenue cette année même par M. Germain. L'auteur, après avoir bien établi que des lésions trophiques, et entre autres des ulcères plantaires, peuvent survenir à la suite d'anciennes gelures, démontre que ces lésions sont identiques à celles que produit toute altération des nerfs; il admet donc que les troubles trophiques consécutifs aux gelures sont le résultat d'une dégénérescence des nerfs de la région et plus spécialement d'une névrite chronique.

Tous ces faits nous démontrent qu'il y a lieu d'établir une relation entre le mal perforant et les lésions du système nerveux, et l'on doit, lorsqu'on se trouve en présence de cette affection ulcéreuse du pied, rechercher tout d'abord s'il n'y a pas dans les antécédents du malade quelque lésion de la moelle ou des nerfs qui puisse en rendre compte.

Mais doit-on dans tous les cas assimiler le mal perforant à un de ces troubles trophiques dont nous donnerons bientôt la description? Doit-on, comme le voudrait la théorie, considérer cette affection comme étant toujours sous la dépendance immédiate et exclusive d'une altération nerveuse?

Nous ne le pensons pas. Et d'abord il est un certain nombre de cas où il est impossible de retrouver dans les antécédents du malade aucune lésion de ce genre, et, d'autre part, le nombre est incalculable de ces individus atteints d'une maladie du système nerveux qui meurent sans avoir jamais présenté de mal perforant.

Mais, même dans les cas où la maladie peut être rattachée à un trouble du système nerveux, où l'on trouve dans les antécédents une lésion de ce système, où l'ulcère s'accompagne de tout le cortége des troubles trophiques (anesthésie, éruptions, etc.), doit-on envisager le mal perforant comme évoluant spontanément, comme peut le faire une plaque d'herpès par exemple, sans qu'il soit nécessaire d'admettre dans sa genèse autre chose que le trouble nerveux. Il faudrait alors admettre deux classes bien tranchées de maux perforants : l'une comprenant les cas de cause exclusivement mécanique, l'autre les cas de cause exclusivement nerveuse, et cependant, à part les antécédents, à part les troubles trophiques concomitants, le mal présenterait dans les deux cas le même aspect, la même marche, la même résistance à la cicatrisation. Cette division serait absolument contraire aux lois de la clinique, qui tend sans cesse à grouper dans le même cadre tous les faits présentant entre eux quelques points de contact, et ici ce ne sont pas les points de contact qui manquent.

Mais si l'on tient compte du siége constant de l'ulcère dans des régions soumises à la compression, si l'on tient compte de la présence constante du durillon, on pourra bien admettre que la lésion nerveuse favorise la prolifération épidermique, que cette lésion nerveuse, en frappant la région d'anesthésie, l'expose davantage au traumatisme initial ; que cette lésion nerveuse enfin prive les tissus d'une vitalité nécessaire à la cicatrisation de l'ulcère ; mais on sera forcé de convenir que l'élément mécanique joue un grand rôle et que, si cet élément mécanique fait défaut, la lésion nerveuse pourra rester indéfiniment à l'état latent.

En résumé, nous pensons que les sujets atteints d'une maladie de la moelle ou des nerfs sont plus exposés que les autres au mal perforant, et qu'une cause mécanique qui, chez un sujet sain d'ailleurs resterait sans effet, suffira à faire apparaître chez eux un ulcère plantaire. Mais la maladie reste unique dans son essence et il n'y a pas lieu d'admettre, avec Fischer, une classe d'ulcères rebelles de la plante du pied, et de réserver le nom de mal perforant à ceux de ces ulcères qui seraient liés à une lésion nerveuse.

SYMPTOMATOLOGIE

Tous les auteurs qui se sont occupés du mal perforant décrivent 4 degrés dans l'évolution de la maladie : à un premier degré, il n'existe encore qu'un durillon, parfois un peu ramolli à son centre, mais sans trace d'ulcération ; à un deuxième degré, l'ulcération a détruit l'épiderme et les couches superficielles du derme ; à un troisième degré, le derme est détruit dans toute son épaisseur, ainsi que le tissu cellulaire sous-cutané et les muscles ; enfin le quatrième degré est caractérisé par la propagation du mal aux os et aux articulations. C'est là la division admise par M. Desprès dans sa chirurgie journalière et que nous retrouvons dans la plupart des thèses parues sur ce sujet. Cette division qui rappelle un peu celle qui avait été admise par Dupuytren pour la brûlure et qui peut être très-utile pour la simplicité de la description, a le tort selon nous de régler sur un type unique l'évolution de la maladie ; et cependant, au point de vue clinique, les choses sont loin de se passer toujours ainsi. Assurément dans le mal perforant les lésions procèdent toujours de dehors en dedans, des parties superficielles vers les parties profondes ; mais, tout en affectant cette marche, l'ulcération ne parcourt pas régulièrement les étapes admises dans la description classique ; c'est ainsi que, dans certains cas, la maladie, sans présenter d'ailleurs aucune tendance à la cicatrisation, restera bornée pendant très-longtemps aux parties superficielles ou même n'atteindra jamais le squelette de la région ; dans d'autres, le mal restera inaperçu jusqu'au jour où il envahit l'articulation voisine, après avoir détruit, en quelque sorte silencieusement, les tissus superficiels sans perforer l'épiderme ; dans tous, il est impossible de savoir le moment précis où l'ulcération passe des couches profondes du derme au tissu sous-cutané. Nous laisserons donc de côté cette division et nous étudierons le mal perforant : 1° au niveau des parties molles ; 2° au niveau des os et des articulations ; enfin nous passerons en revue les différentes lésions que l'on observe au voisinage de l'ulcère.

Disons d'abord quelques mots du siége du mal perforant. Le siége ordinaire, nous pourrions même dire exclusif de l'ulcère, est la plante du pied : c'est cette localisation précise qui avait amené Vésignié à désigner la maladie sous le nom de mal perforant plantaire. Leplat proposa de substituer à cette dénomination celle de mal perforant du pied, pour embrasser dans le même cadre les ulcères siégeant à la face dorsale ; ces ulcères de la face dorsale sont extrêmement rares ; nous n'en avons, pour notre part, jamais rencontré ; et ils nous semblent, d'après les descriptions qui en ont été données, différer par bien des points du mal perforant ordinaire.

Nous en dirons autant de ces prétendus maux perforants du membre supérieur, dont Bertrand (Recueil de médecine et de chirurgie militaires 1865) a publié une observation souvent citée ; il s'agit d'un nègre arabe, âgé de 40 ans, qui, à la suite d'ulcères des pieds et des mains, perdit les doigts et les orteils. Ces ulcérations paraissent bien plutôt se rapporter à une variété de lèpre.

On a décrit des maux perforants survenant sur des moignons d'amputation des membres inférieurs et en particulier sur les moignons résultant d'une amputation de jambe au lieu d'élection. Desprès cite une observation de ce genre. Il importe, dans ces cas, de ne pas prendre pour un mal perforant ordinaire un ulcère, qui serait simplement symptomatique d'une lésion sous-jacente. Si, en effet, cet ulcère survient au niveau d'une cicatrice mince, encore imparfaitement organisée, il est le plus souvent le résultat d'une lésion osseuse et la guérison survient en général spontanément après l'issue d'un petit séquestre; mais quand l'ulcère apparaît longtemps après l'amputation sur un point qui, dans la marche, se trouve comprimé entre le pilon et le poids du corps, que cet ulcère a été pendant longtemps précédé d'un durillon, nous n'hésitons pas à assimiler le moignon d'amputation à la région plantaire; ces deux parties en effet ont à supporter des pressions de même nature; la structure des tissus soumis à la même influence tend à devenir identique, c'est-à-dire que l'épiderme acquiert au niveau du moignon l'épaisseur qu'il a normalement à la région plantaire; rien d'étonnant dès lors qu'il se développe sur ce moignon des lésions identiques à celles que l'on observe à la plante du pied.

En dehors de ce cas particulier, c'est à la région plantaire que siége le mal, et même, quand le pied a sa conformation normale, en des points particuliers de cette région.

Jetons, en effet, un regard sur l'anatomie des formes de cette région plantaire. « Elle présente une voûte surbaissée en dehors, mais présentant en dedans un arc d'un développement assez considérable; cette voûte repose en arrière sur le calcanéum, en avant sur la tête de tous les métatarsiens et en dehors sur le cinquième os du métatarse, qui appuie sur le sol dans presque toute sa longueur. » Comme la pression mécanique est une des conditions essentielles du mal perforant, c'est dans les points où cette pression est la plus forte que nous devrons le rencontrer de préférence, c'est-à-dire au niveau du calcanéum en arrière et en avant tout le long de la saillie des têtes des métatarsiens, mais en particulier au niveau de la première et de la cinquième articulation métarso-phalangienne.

La région calcanéenne est assez rarement le siége du mal perforant. L'immunité relative de cette région peut s'expliquer par l'épaisseur du peloton graisseux élastique qui recouvre le calcanéum, peloton graisseux qui paraît se trouver à un état de compression permanente telle que, lorsqu'on pratique une incision, on voit la graisse faire tout de suite hernie sur les bords de la coupe. De plus, les chaussures à talon plus ou moins élevé ont pour effet de transporter le centre principal de la pression au niveau des articulations métatarso-phalangiennes ; ce n'est guère que chez les individus qui, par profession ou par misère, sont obligés de marcher nu-pieds, que l'on observe l'ulcération au talon : c'est du moins ce qu'il nous a été donné de remarquer chez nos malades. Il faut faire encore un exception pour les ataxiques, dont la démarche toute spéciale a pour effet de faire porter le poids du corps principalement sur le talon.

Mais le siége de prédilection du mal perforant est la partie antérieure de la voûte plantaire au niveau des articulations métatarso-phalangiennes. A l'état normal et quand le pied est bien conformé, cette région du pied fait une saillie assez prononcée ; mais l'usage de chaussures trop courtes tend à l'exagérer encore, en faisant basculer les orteils, dont l'extrémité se porte en haut, tandis que leur articulation avec les métatarsiens est rejetée plus fortement vers la face inférieure du pied.

Si, par son défaut de longueur, la chaussure produit ce mode de déformation, par son excès d'étroitesse elle en produit un autre en superposant les orteils ; le premier et le cinquième orteils sont placés au-dessus des autres et les deuxième et troisième têtes métatarsiennes sont les plus saillantes ; aussi est-ce au niveau de ces articulations moyennes que l'ulcération se produit chez les personnes qui, par l'usage de chaussures terminées en pointe, ont réussi à se déformer le pied.

Un autre point où l'on rencontre encore le mal perforant, quoique moins fréquemment, c'est la face plantaire des orteils et spécialement du gros orteil. Cette lésion se produit quand, par suite de déformation du pied, l'orteil présente une courbe à concavité inférieure qui amène sa pulpe à toucher le sol pendant la marche ou, au contraire, une courbe à convexité inférieure qui imprime une saillie exagérée à l'articulation qui réunit les deux phalanges de l'orteil ; dans le premier cas, l'ulcère siége tout à fait à l'extrémité de l'orteil, comme nous en trouvons un exemple dans l'observation VIII de la thèse de M. Dutruille ; dans le deuxième cas, c'est à la partie moyenne de la pulpe de l'orteil, comme le montre notre observation IV.

Enfin, le mal peut siéger en des points encore plus insolites : la partie moyenne de la face plantaire, comme chez le nègre qui fait le sujet de notre observation I ; le bord externe du pied au niveau des os du tarse, comme Després en cite un cas : il s'agit d'un garçon de dix-neuf ans, qui avait deux pieds bots congénitaux et marchait sur le bord externe des pieds ; de chaque côté, il y avait un mal perforant au niveau de la saillie du cuboïde, guérissant par le repos et reparaissant sitôt que le malade marchait.

1° *État de la peau et du tissu cellulaire sous-cutané.* — Nous aurons à examiner l'état de ces parties au niveau de l'ulcère d'abord et ensuite dans les parties avoisinantes.

Le point qui sera plus tard le siége de l'ulcère est d'abord occupé par un durillon ; ce durillon reste pendant un temps plus ou moins long à l'état latent, ne déterminant parfois qu'un peu de gêne dans les marches prolongées ; mais il tend constamment à s'accroître en largeur et en profondeur si le sujet n'en pratique jamais l'abrasion. « Ce durillon est formé par un épiderme épais, très-dur, d'une coloration variable, tantôt d'un jaune pâle ou d'un blanc mat, tantôt d'une teinte brune, due à du sang déposé entre les lames de l'épiderme. Quelquefois la surface de ce durillon est lisse, tandis que, dans d'autres cas, elle est fendillée et les orifices des glandes sudoripares sont effacés. » Toutefois, ce durillon ne présente aucun caractère particulier à l'affection dont il est la première manifestation.

Plus tôt ou plus tard, à l'endroit occupé par le durillon, se produit l'ulcération caractéristique.

Nous avons vu dans quelles circonstances se produisait cette ulcération ; son mode de début est un peu différent, suivant qu'elle est le résultat d'un traumatisme ou que son évolution s'est effectuée spontanément. Dans le premier cas, on voit sur un point du durillon une plaie de forme et d'étendue variables, suivant le corps qui l'a produite ; les bords de cette plaie, loin de se rapprocher, tendent au contraire à se renverser au dehors ; les parties molles sous-jacentes s'éliminent peu à peu et l'ulcère finit par prendre la forme arrondie qui le caractérise. D'autres fois, quand la perforation se fait spontanément, le durillon présente d'abord par transparence une coloration rougeâtre, indice d'une collection séro-sanguinolente, qui s'est produite à sa face profonde; cette collection, augmentant sans cesse, devient de plus en plus molle ; l'épiderme s'amincit et se déchire. Ce mode de début passe souvent inaperçu du malade, qui ne constate l'existence de l'ulcération que par la sécrétion sanguinolente, à laquelle elle donne lieu. Ce travail se produit sans déterminer de douleur, puisque, nous l'avons vu, la région est frappée généralement d'insensibilité.

On observe alors les symptômes caractéristiques du mal perforant : c'est une ulcération taillée à pic dans un épiderme épaissi et décollé à sa face profonde sur le pourtour de l'ulcération.

Ce décollement sous-épidermique est rempli de sérosité, et l'ulcération qui le fait communiquer avec l'extérieur présente des dimensions très-variables : tantôt c'est un trajet très-étroit, qui admet à peine un stylet ordinaire ; c'est à ce cas-là que l'on peut appliquer la dénomination de durillon fistuleux, donnée par Follin. D'autres fois la face profonde du derme est atteinte et le travail ulcéreux envahit la bourse synoviale normale ou accidentelle sous-jacente au durillon.

On observe alors au-dessous de la couche papillaire un décollement qui communique avec le décollement sous-épidermique par un orifice plus étroit : il y a là une double cavité, qui rappelle les abcès ou boutons de chemise de Velpeau.

Un degré de plus et ces trajets rétrécis, qui font communiquer l'espace sous-épidermique avec l'extérieur d'une part, et de l'autre avec l'espace sous-dermique, disparaissent, et nous avons alors un ulcère dont les bords plus profonds s'étendent à pic jusqu'au tissu cellulaire sous-cutané.

Ces bords se disposent parfois d'une façon anfractueuse, assez irrégulière pour constituer ce que Follin appelle une sorte de cratère épidermique. L'ulcère peut alors acquérir à sa surface libre une dimension de deux ou trois centimètres de diamètre ; mais, en général, ses dimensions sont beaucoup moindres et ne dépassent guères un centimètre de diamètre.

Les bords et le fond de cet ulcère sont tantôt recouverts de bourgeons charnus roses, mollasses, laissant suinter un liquide séro-purulent en petite quantité ; tantôt cet ulcère est grisâtre, sanieux, et donne lieu à une sécrétion ichoreuse, fétide, plus ou moins abondante.

Un des caractères particuliers du mal perforant, c'est son absence de vitalité, son évolution silencieuse ; il peut persister des mois entiers sans présenter aucune modification dans son aspect extérieur. Parfois cependant, lorsqu'il a atteint une certaine profondeur, on peut voir se manifester une espèce de travail inflammatoire ; quelques bourgeons charnus plus rouges, plus vasculaires se montrent dans le fond. Souvent c'est au moment où l'ulcération vient d'ouvrir la gaîne tendineuse voisine que ce phénomène s'observe : cette gaîne, mise en rapport avec l'air extérieur, devient le siége d'une inflammation plus aiguë ; elle bourgeonne et modifie un peu la sécrétion, qui prend un aspect plus franchement purulent. Mais cette poussée phlegmasique n'a qu'une durée très-courte ; l'ulcère reprend bientôt sa marche torpide. Seulement, à partir de ce moment, la volonté du malade devient impuissante à faire fléchir l'orteil dans l'articulation située en avant du mal perforant ; il s'est produit une soudure du tendon avec sa gaîne.

Un autre caractère important du mal perforant est son indolence ; l'anesthésie et l'analgésie sont généralement complètes au fond et sur les bords de l'ulcère ; nous avons pu constater ce fait chez presque tous nos malades ; des épingles enfoncées profondément, des applications de caustiques et de fer rouge ne déterminaient aucune douleur. Cette insensibilité n'est pas limitée absolument à l'ulcère même ; elle forme à son pourtour une zone plus ou moins étendue, de même dimension en général que le durillon, au milieu duquel est creusé le mal perforant ; nous verrons tout à l'heure qu'au delà du durillon les troubles de la sensibilité sont bien moins constants. MM. Duplay et Morat ont les premiers insisté sur l'importance de ces troubles sensitifs ; mais le fait avait été déjà noté incidemment par d'autres chirurgiens, qui avaient remarqué le peu de douleur que déterminaient les opérations pratiquées sur ces ulcères. C'est ainsi que Sédillot rapporte qu'il put, à plusieurs reprises, chez un de ses malades, faire des incisions et des cautérisations au fer rouge sans déterminer aucune souffrance. M. Guyon avait fait la même remarque pour un malade dont l'observation fut rapportée par Picot en 1869.

Tels sont les symptômes ordinaires du mal perforant, symptômes que nous appellerons constants, par opposition à ceux qu'il nous reste à passer en revue et qui peuvent ne pas se rencontrer. Ce sont les lésions que l'on observe du côté de la peau et des parties molles dans les parties voisines de l'ulcère et dans une étendue assez variable. Bien décrits par MM. Duplay et Morat, ces troubles trophiques ont attiré depuis ce moment l'attention des observateurs et l'on a voulu y voir des manifestations caractéristiques de l'origine nerveuse du mal perforant. Mais des observations recueillies avec le plus grand soin et consignées dans les thèses récentes ont démontré qu'il peut y avoir mal perforant sans aucune de ces lésions trophiques. Il convient cependant de les signaler et de leur accorder même une certaine importance ; car si le mal perforant peut exister sans aucune de ces lésions, il est certain que, lorsqu'on les rencontre, elles indiquent dans la nutrition des tissus un trouble dont on doit tenir compte pour le pronostic.

Ce sont d'abord des altérations de la sensibilité dans ses divers modes : anesthésie, analgésie, perte du sens de la température. Ces trois symptômes marchent généralement ensemble et affectent la même distribution ; le plus constant des trois paraît être l'analgésie. Nous avons vu les troubles de la sensibilité occupant le fond et les bords de l'ulcère ; ils peuvent s'étendre beaucoup plus loin et présenter les dispositions les plus variables : tantôt ils occupent tout le territoire cutané où se distribue une branche nerveuse ; d'autres fois, il est impossible de reconnaître à ces lésions de sensibilité une disposition dont l'anatomie puisse rendre compte.

La sensibilité, au lieu d'être abolie, peut au contraire être exagérée. Nous avons observé un malade (observ. X) chez qui l'hyperesthésie et l'exaltation du sens de la température étaient très-manifestes. On a signalé plusieurs observations analogues ; une, entre autres, très-remarquable se trouve relatée dans la thèse de M. Bernard (1874.)

Ce sont là des altérations fonctionnelles de la peau ; mais il peut y avoir aussi des altérations de structure. Ainsi, la peau peut être atrophiée ; cette atrophie porte sur l'épiderme, qui est alors lisse et luisant, et qui, protégeant d'une manière insuffisante les papilles nerveuses, rend compte de l'hyperesthésie observée dans ce cas. Cette atrophie est rare, comme l'hyperesthésie qui n'en est qu'une manifestation. Le plus souvent l'épiderme est hypertrophié ; la prolifération des cellules épithéliales s'exagère et sur certains points ces cellules se détachent sous forme de squames plus ou moins larges.

On a signalé encore une pigmentation spéciale de la peau et des éruptions diverses, tels que érythème, herpès, lichen.

Du côté des poils, on a noté dans certains cas une augmentation de ces organes, qui en même temps prennent une couleur différente.

Les ongles aussi ont présenté des altérations ; leur croissance peut être exagérée ; mais le plus souvent elle est ralentie, parfois même nulle pendant fort longtemps. En même temps, les ongles présentent des changements dans leur texture ; ils deviennent rugueux, très-durs, cassants et prennent une coloration variable du jaune au noir.

La sécrétion de la sueur subit également des modifications : elle est tantôt augmentée et tantôt diminuée. Jobert de Lamballe avait déjà noté ce fait et attribuait le mal perforant à l'abondance de la sueur. Desprès, au contraire, croit que la suppression de cette sécrétion joue un rôle important dans la production de cette affection. Nous avons discuté ailleurs cette question ; qu'il nous suffise de dire ici que ces modifications de la sécrétion sudorale ont été notées par bien des observateurs.

On a signalé encore d'autres symptômes concomitants, tels que fourmillements, douleurs fulgurantes dans les membres inférieurs, des œdèmes rebelles, des phlegmons circonscrits à marche subaiguë.

Enfin un symptôme que l'on doit rechercher, c'est l'état des vaisseaux artériels, et le sphygmographe donnera sur ce point des renseignements précieux : au lieu du crochet qui existe à l'état normal entre la ligne d'ascension et la ligne de descente, on trouve un plateau plus ou moins accusé, suivant le degré auquel en est arrivée la dégénérescence artérielle.

2° *État des os et des articulations.* — Il nous reste à étudier les symptômes que présente le mal perforant, lorqu'il envahit le squelette de la région.

Disons tout d'abord que le fait le plus remarquable, c'est encore le peu de réaction inflammatoire qui accompagne ces lésions profondes. Tandis qu'en général les maladies des os et des articulations se présentent avec un cortége de symptômes d'une acuité extrême, gonflement, rougeur, douleur excessive, dans le mal perforant, au contraire, il n'est pas rare de voir des sujets, atteints d'une lésion de ce genre, continuer à marcher sans beaucoup de difficulté. Il y a bien quelques phénomènes inflammatoires au niveau de la région malade, mais ils ne s'étendent jamais bien loin et surtout n'acquièrent jamais la gravité spéciale aux ostéites et aux arthrites ordinaires.

Lorsque le travail ulcéreux a détruit toute l'épaisseur des parties molles, il rencontre d'abord le périoste ; cette membrane devient le siége d'une inflammation chronique; elle s'épaissit et oppose ainsi pendant quelque temps un obstacle à la marche du mal. Mais elle finit par se décoller à sa face profonde ; du pus se forme, puis se fait jour au dehors et l'os est mis à nu. Cet os, privé de sa membrane nutritive, ne tarde pas à s'enflammer lui-même, et si l'on introduit alors un stylet dans le fond de l'ulcère, on peut obtenir des sensations caractéristiques d'une dénudation osseuse, mais variables, suivant la nature de l'altération dont cet os est le siége. Ainsi, s'il y a une nécrose, on peut sentir un petit séquestre mobile. Cette altération est assez rare; le plus souvent c'est à une des différentes formes de l'ostéite que l'on a affaire et l'on peut encore avec le stylet faire le diagnostic de cette variété d'ostéite : si c'est la forme raréfiante, l'instrument pénétrera en brisant des cloisons osseuses amincies; si c'est la forme condensante, il sera, au contraire, arrêté par une surface résistante ; enfin on pourra percevoir les caractères classiques de la carie. La sécrétion, fournie par l'ulcère, changera également de nature et prendra l'aspect spécial au pus osseux.

Enfin, quand l'articulation voisine est envahie, on trouve les surfaces articulaires gonflées et, en imprimant des mouvements à ces surfaces articulaires, on perçoit les craquements caractéristiques de l'arthrite. Si l'on introduit un stylet dans l'intérieur de l'article, on peut constater tantôt que les cartilages ont disparu, tantôt qu'ils sont recouverts de fongosités. Mais il faut se rappeler que certaines arthrites, loin d'être le résultat du mal perforant, sont au contraire antérieures à cette affection, et en ont facilité l'évolution par les déformations qu'elles impriment au pied.

DIAGNOSTIC

Le mal perforant se présente avec un ensemble de caractères qui ne permettent guère de le confondre avec aucune autre affection : son siége, sa marche envahissante, son indolence, le durillon qui l'a précédé, voilà tout autant de symptômes, à l'aide desquels on arrivera aisément à le reconnaître. Il est cependant un certain nombre d'affections avec lesquelles il a été confondu; les unes présentent, en effet, à première vue, quelque similitude; pour les autres, la ressemblance devient beaucoup plus difficile à saisir.

1° Telle est l'opinion de M. Vésignié, qui veut faire du mal perforant une variété de psoriasis plantaire. Il suffit de lire une description de ce psoriasis pour voir combien ces symptômes diffèrent de ceux de l'affection qui nous occupe. « La plante du pied devient rouge et saillante; cette élévation accompagnée parfois de chaleur et de cuisson, se couvre d'une large squame blanche et sèche, qui se détache et est successivement remplacée par d'autres plus excentriques; la peau s'épaissit, se fendille, se gerce, se couvre de squames dures, épaisses, ordinairement assez adhérentes. »

De plus, d'après Vésignié lui-même, cette variété de psoriasis serait toujours de nature syphilitique; or on sait que la syphilis est bien loin de se rencontrer constamment chez les sujets atteints de mal perforant et le traitement spécifique n'amène pas la guérison, comme il devrait le faire si ce n'était qu'une manifestation cutanée de la syphilis.

2° La seconde opinion mérite un examen plus approfondi, d'abord parce qu'elle repose sur des données anatomiques plus exactes et ensuite parce qu'elle a été émise par un chirurgien éminent, M. le professeur Gosselin. Le mal perforant, d'après M. Gosselin, n'est qu'une dermo-synovite ulcéreuse. Sous l'influence de pressions prolongées, il se développe une inflammation entre l'épiderme et la couche superficielle du derme; puis l'inflammation, continuant à s'étendre, gagne la bourse synoviale sous-jacente au durillon; celle-ci suppure, s'ulcère, d'où perforation de la peau, et la phlegmasie, s'étendant toujours, envahit les os et les articulations. Sans doute, à un moment de son évolution, le mal perforant atteint toujours la bourse séreuse voisine; nous admettons même que dans certains cas la maladie peut avoir enflammé d'abord cette bourse séreuse. Mais pourquoi cette dermo-synovite devient-elle ulcéreuse; pourquoi ne présente-t-elle aucune tendance à la cicatrisation? Dans une dermo-synovite ordinaire, la marche de la maladie prend généralement une allure franchement aiguë; il y a de la douleur, de la chaleur; puis un abcès se forme et se fait jour au dehors en donnant issue à une certaine quantité de pus; dès lors, les parois de la poche se recouvrent de bourgeons charnus et la cicatrisation s'obtient rapidement. Si une dermo-synovite du pied ne suit pas la même marche, si elle tend à prendre la forme ulcéreuse, il faut en chercher la cause dans le peu de vitalité de la région où elle se développe et en particulier dans la présence du durillon. Et comme le durillon est la caractéristique du mal perforant, la dermo-synovite ulcéreuse ne serait qu'une variété de mal perforant. On peut donc concilier l'opinion de M. Gosselin avec la théorie générale, à la condition de ne voir dans la dermo-synovite qu'un mode particulier d'évolution du mal perforant.

3° On a dit que le mal perforant n'était qu'un ulcère consécutif à une lésion des os ou des articulations; nous ne nous arrêterons pas longtemps à discuter cette opinion; car, sans dire que les lésions osseuses peuvent ne pas se montrer dans le mal perforant et que, quand elles se montrent, ce n'est en général que longtemps après qu'on a constaté l'existence de l'ulcère, la marche des deux maladies est en outre essentiellement différente : une altération primitive du squelette s'accompagne toujours de symptômes inflammatoires plus ou moins aigus; il y a de la douleur, du gouflement de la région s'étendant souvent très-loin; quand ce sont les articulations qui sont prises, les mouvements sont gênés, douloureux, et il y a loin de ces manifestations souvent très-graves à l'indolence si caractéristique du mal perforant qui, lors même qu'il envahit consécutivement le squelette, détermine si peu de symptômes réactionnels.

4° En 1872, M. Poncet ne voulut voir dans le mal perforant qu'une variété de lèpre anesthésique.

Cette opinion avait également été émise par Estlander en 1870. Il est parfaitement démontré aujourd'hui que les deux maladies sont essentiellement différentes, et il suffit, pour s'en convaincre, de mettre en parallèle les principaux symptômes qu'elles présentent.

La lèpre débute par un exanthème bulleux ou une saillie livide et fluctuante, le mal perforant par un durillon. Dans la lèpre, l'anesthésie et les troubles trophiques sont constants et acquièrent une grande intensité; dans le mal perforant les troubles trophiques manquent fréquemment et les troubles de sensibilité, quand ils existent, sont en général peu étendus. La lèpre s'accompagne de fièvre ; le mal perforant est toujours apyrétique. Enfin la première de ces affections est héréditaire ; pour le mal perforant, le seul exemple d'hérédité qui ait été signalé est celui du malade de Nélaton, qui diffère à plusieurs égards du mal plantaire classique.

5° On a encore confondu le mal perforant avec le cancroïde de la peau. Sans doute, quand la tumeur cancéreuse s'est ulcérée, elle peut présenter quelques points d'analogie avec le mal plantaire, Mais on devra se rappeler qu'avant de se faire jour au dehors, la tumeur formait sous la peau un relief plus ou moins considérable.

De plus, même quand elle est ulcérée, il est encore aisé de différencier cette production bourgeonnante, vasculaire, douloureuse de l'ulcère profond, grisâtre et complétement indolent que nous étudions. La marche de la maladie viendra encore éclairer le diagnostic : le cancroïde de la peau est le plus souvent de nature mélanique, il évolue très-rapidement, envahit les ganglions inguinaux et détermine de bonne heure la cachexie cancéreuse. On sait, au contraire, avec quelle lenteur marche le mal perforant et le peu de trouble qu'il apporte dant l'état général du malade.

6° Il est une dernière affection qui peut présenter bien des analogies avec le mal perforant ; c'est une gomme ulcérée du pied. Nous avons eu dernièrement l'occasion de voir à l'hôpital Saint-Louis un malade atteint d'une affection de ce genre et chez lequel le diagnostic était très-difficile à établir. Dans ce cas, en effet, une fois la production gommeuse éliminée, il peut rester un ulcère présentant tous les caractères du mal perforant, caractère qu'il doit à la région où la gomme s'est produite. Le diagnostic ne pourra guère s'établir que par les antécédents : on apprendra, en effet, que l'ulcère a été précédé pendant un temps variable par une tumeur dure, peu douloureuse, qui a fini par s'enflammer et s'ouvrir, en donnant issue à la matière gommeuse caractéristique. De plus, ces tumeurs ne sont généralement pas uniques et on peut en observer de semblables sur différents points du corps. Enfin, le traitement viendra encore en aide au diagnostic ; mais il pourrait se faire cependant qu'il restât inefficace, si on ne mettait l'ulcère dans des conditions locales indispensables à la guérison, en condamnant le malade au repos et en pratiquant l'abrasion du bourrelet épidermique.

PRONOSTIC

Le pronostic du mal perforant n'est pas grave, en ce sens qu'il ne menace pas la vie de celui qui en est atteint ; le cas de mort par infection purulente, cité par M. Montaignac, est peut-être unique dans la science. Mais cette maladie n'en constitue pas moins une infirmité terrible en condamnant les malheureux qui en sont affligés à de longues périodes de repos, pendant lesquelles leur santé générale s'altère. Le pronostic est encore très-sérieux à cause des récidives presque inévitables, qui rendent impossible l'exercice de certaines professions. Ces récidives surviennent au point primitivement envahi, si la conformation du pied n'a pas changé. Mais si, par le fait d'amputations nécessitées par les lésions osseuses, la conformation du pied se trouve modifiée, ce sera dans les nouveaux points de sustentation que le mal reparaîtra.

Les lésions vasculaires et nerveuses viennent encore imprimer à la maladie un cachet de gravité sur lequel nous avons suffisamment insisté.

TRAITEMENT

Le durillon étant la cause première du mal perforant, la première indication du traitement sera une indication prophylactique, ce sera de s'opposer, autant que possible, à la production de ce durillon ; dans ce but, on devra recommander les soins de propreté et l'usage de chaussures bien confectionnées. Mais s'il existe une conformation vicieuse du squelette, qui fasse subir à la région plantaire une compression exagérée sur un point limité de son étendue, il sera difficile de s'opposer à la production d'un durillon en ce point ; on devra dès lors en atténuer les fâcheux effets en conseillant l'abrasion souvent répétée de l'épiderme, l'usage de pédiluves tièdes et prolongés, enfin, l'emploi de semelles élastiques qui rendront plus douce et plus égale la compression de la plante du pied. A l'aide de ces simples moyens hygiéniques, on ne guérit pas le durillon, mais on prévient les conséquences funestes qu'il peut entraîner.

Mais une fois l'ulcération produite, quelle sera la conduite du chirurgien ?

La première indication c'est de détruire le bourrelet épidermique qui entoure l'ulcère ; on y arrivera par l'application continue de cataplasmes émollients, qui ramollissent l'épiderme et en font tomber les couches superficielles : on pourra encore pratiquer avec l'instrument tranchant l'excision de ces couches épidermiques. Cela fait, on a supprimé le principal obstacle à la production d'une cicatrice. Mais le fond de l'ulcère est grisâtre, sanieux, sans vitalité; c'est alors que les pansements excitants trouvent leur indication : depuis l'onguent styrax, le nitrate d'argent, la teinture d'iode jusqu'aux caustiques les plus énergiques, tout a été essayé dans ce cas, et malheureusement le mal s'est quelquefois montré rebelle à tous ces traitements. Enfin, ces moyens thérapeutiques seraient insuffisants, si l'on ne prescrivait au malade le repos absolu dans la position horizontale.

En résumé, excitation de l'ulcère, abrasion de ses bords, repos absolu, tels sont les moyens auxquels on a généralement recours pour combattre le mal perforant. On a préconisé encore un grand nombre de traitements de cette affection; nous n'avons pas l'intention de les passer tous en revue; car ils sont loin d'avoir donné les résultats qu'on en attendait. C'est ainsi que, contre les maladies du système nerveux qui viennent compliquer l'ulcère plantaire, on a employé les courants continus, les douches, les applications révulsives; contre ces mêmes maladies et contre les altérations vasculaires, on a conseillé l'iodure de potassium à l'intérieur; comme traitement local de l'ulcère, Fischer a proposé l'autoplastie. Enfin, il est un traitement qui paraît avoir donné d'assez bons résultats entre les mains de M. Guérin : c'est la compression à l'aide du bandage ouaté. Nous avons pour notre part observé plusieurs cas de guérison avec cet appareil.

Nous avons supposé jusqu'ici que les parties molles seules sont atteintes. Quand le mal a envahi les os et les articulations, que convient-il de faire? Il est un précepte bien établi aujourd'hui dans ce cas, c'est d'éviter, autant que possible, d'intervenir par une opération chirurgicale. On possède de nombreux exemples de malades à qui l'on amputa progressivement tout un membre inférieur, le mal récidivant sans cesse, parfois sur le moignon, mais le plus souvent sur un autre point de la région plantaire devenu, par le fait de la mutilation, le siége de la compression. On devra traiter ces lésions osseuses par les injections de teinture d'iode, de liqueur de Villatte, qui réussissent dans bien des cas, et ne recourir à une opération que quand tous les moyens médicaux sont restés inefficaces.

NATURE DE LA MALADIE

Le mal perforant doit être assimilé, selon nous, à un ulcère ordinaire. Cet ulcère se développe, comme toutes les ésions du même genre, tantôt sous l'influence seule d'une cause mécanique, tantôt sous l'influence combinée d'une cause mécanique et d'un trouble de la nutrition.

Ce qui imprime à cet ulcère son cachet particulier, tant dans son aspect extérieur que dans sa marche perforante et sa résistance à la cicatrisation, c'est la nature des tissus au sein desquels il se développe, tissus privés dans leurs parties profondes d'une vitalité suffisante par la compression prolongée à laquelle le durillon les a soumis, tissus recouverts à leur superficie par une cuirasse épidermique, qui s'oppose aussi bien à l'extension de l'ulcère en surface qu'à la production d'une cicatrice.

Il y a lieu cependant, au point de vue clinique, de conserver l'expression de mal perforant et d'en faire une description spéciale, car son siége, son aspect extérieur et sa marche en font une variété distincte de la grande classe des ulcères.

OBSERVATIONS

OBSERVATION I

Mal perforant des deux pieds. — Gelure ancienne.

Magnès (Arthur), âgé de quarante-sept ans (nègre, né à l'île Bourbon), saltimbanque, est couché au n° 28 de la salle Moulaud, service de M. Villeneuve, à l'Hôtel-Dieu de Marseille.

Ce malade présente à chaque pied un mal perforant, siégeant l'un et l'autre à la région plantaire et dans des points parfaitement symétriques; mais leur apparition remonte à des époques différentes.

Le mal perforant du pied gauche, le plus ancien en date, est apparu, d'après les indications du malade, vers l'année 1867. Se trouvant à cette époque en Russie, où il exerçait son métier de saltimbanque, il eut les pieds gelés, par suite de l'habitude qu'il avait contractée de marcher nu-pieds. Cette gelure fut assez sérieuse, puisque plusieurs orteils se mortifièrent et que le malade dut rester au repos pendant assez longtemps. Peu de temps après qu'il eut repris son travail, continuant à marcher nu-pieds, il se blessa sous la plante du pied avec un fragment de verre : ce fut le début de son mal perforant.

Quant au mal perforant du pied droit, son début ne remonte qu'à 1873 et fut le résultat, comme celui du côté gauche, d'une blessure de la région plantaire. Le malade ne peut nous dire si, avant sa blessure, il existait des durillons aux points qu'occupent actuellement les ulcères.

Nous observons le malade le 1er juillet 1878.

Pied gauche. — Le petit orteil manque, le malade se l'étant amputé lui-même à l'époque où il a eu les pieds gelés. A la place de l'annulaire, il n'y a qu'un tubercule mou, sans qu'il soit possible de sentir de phalange au-dessous; d'après le malade, il est sorti de ce point un os qui devait être la phalange, deux ans après la gelure. Le médius est formé par un tubercule plus saillant que le précédent, surmonté d'un ongle rudimentaire; au-dessous de lui, on sent nettement la présence de la phalangette, mais il est impossible de reconnaître si la phalange et la phalangine existent encore. L'indicateur est représenté par un tubercule plus saillant que tous les autres, surmonté d'un appendice unguéal assez prononcé; on sent également la phalangette et, en faisant exécuter des mouvements, on sent que l'extrémité supérieure de cet os frotte contre une autre surface osseuse en déterminant les craquements caractéristiques de l'arthrite sèche; mais il est impossible de retrouver la phalange et la phalangine. Même remarque pour le gros orteil, également pourvu d'une masse unguéale surmontant un tubercule arrondi plus volumineux.

Il semble que sur ce pied les parties charnues qui entourent le métatarse aient englobé les premières phalanges des orteils, ou bien que ce soient celles-ci qui ont été éliminées; pourtant, le malade affirme qu'au niveau des trois premiers orteils il n'est jamais sorti d'os. Le pied, dans son ensemble, a actuellement la forme d'un moignon oblong; la cambrure normale a entièrement disparu et est même remplacée à la face plantaire par une saillie en sens inverse. Au milieu de cette face plantaire, on voit une large ulcération arrondie, à bords profonds et nettement taillés à pic; le fond offre une surface rosée ni saignante ni suppurante; le stylet ne rencontre point de surface osseuse dénudée. Au fond et sur le pourtour de la plaie, il y a un certain degré d'anesthésie, mais peu caractérisée. L'ulcération siége au point où le pied appuie le plus fortement sur le sol.

Pied droit. — Le pied droit présente à peu de chose près la même disposition : le petit orteil est représenté par un petit tubercule sans os sous-jacent; l'annulaire, par un tubercule avec trace d'ongle et phalangette perceptible; le médius et l'indicateur, par deux tubercules avec phalanges sous-jacentes sans ongles. Le gros orteil manque complétement : il a été amputé lors de la gelure. Le pied, dans son ensemble, est moins volumineux que le gauche; il porte aussi à la face plantaire une ulcération, mais elle est située plus en avant, presque au niveau des articulations métatarso-phalangiennes; cette ulcération a la largeur d'une pièce de cinq centimes et présente la disposition caractéristique du mal perforant; de ce côté, il n'existe ni anesthésie, ni analgésie.

A part sa gelure, le malade ne présente rien de particulier dans ses antécédents; mais ses artères sont manifestement athéromateuses; ses artères radiales sont dures, et le tracé qu'elles donnent au sphygmographe indique nettement l'existence de l'athérome artériel.

Observation II [1].

Mal perforant aux deux pieds.

Veyrier, Jean-Baptiste, cinquante-sept ans, menuisier, entre à l'Hôtel-Dieu de Marseille le 20 juillet 1878. Aucune maladie antérieure, si ce n'est un chancre et un bubon à l'âge de vingt ans. Pas de signes de syphilis. Il y a trois ans environ, ayant été soumis à des marches prolongées, il s'aperçut de l'apparition de durillons à la plante des pieds. Le premier se montra à la racine du gros orteil du pied droit, au niveau de la tête du premier métatarsien ; presque en même temps un autre durillon parut à gauche en un point entièrement symétrique. Veyrier se traita par les cataplasmes et coupa à plusieurs reprises ces productions cornées, lorsqu'un jour il dépassa l'épiderme et se fit une plaie qui saigna et persista quelque temps. Le même fait se produisit deux fois ; après quoi le malade, ne pouvant plus marcher, se décida à entrer à l'hôpital le 3 août 1877 ; on le guérit par les cataplasmes et l'abrasion de l'épiderme.

Actuellement, 20 juillet 1878, il se présente avec une récidive.

1. Recueillie par M. Delarebardière, interne des hôpitaux de Marseille.

Le durillon du pied gauche, qui s'était ulcéré, est entièrement guéri et l'on a peine à reconnaître à une couleur plus blanche de la peau les traces de l'affection ancienne. Mais il est survenu un second durillon du même côté à la face plantaire de la tête du cinquième métatarsien; il n'y a encore cependant ni ulcération ni anesthésie.

Le pied droit présente un durillon arrondi, de la grosseur d'une pièce de vingt sous, de couleur brunâtre et percé à son centre d'une ouverture taillée à pic, du diamètre d'une grosse tête d'épingle. Le fond de cet ulcère est rougeâtre. Il n'y a ni anesthésie, ni analgésie. Un autre durillon, formé par un simple épaississement épidermique, se trouve au niveau de la tête du cinquième métatarsien.

Aucun autre signe, sinon un commencement de varices, apparent surtout à la jambe droite.

Le malade dit qu'il a éprouvé des douleurs fulgurantes dans la jambe gauche et le bras gauche et un peu aussi dans la jambe droite. Il y a dix-sept ans, le même phénomène se produisit une nuit; le malade à son réveil constata l'impuissance de ses membres inférieurs et dut rester deux mois au lit.

Le 15 août, le malade sort de l'hôpital, non guéri.

Observation III.

Mal perforant. — Amputation du pied. — Récidive sur le moignon.

Ricolle Eugène, cinquante-huit ans, marin, salle Saint-Louis, numéro 10, Hôtel-Dieu de Marseille.

Ce malade, qui est un exemple remarquable de récidives multiples du mal perforant, nous raconte que le début de sa maladie date de l'année 1867.

A cette époque, il avait depuis longtemps un durillon à la face plantaire du pied gauche, au niveau de la tête du cinquième métatarsien, lorsqu'il vit tout à coup se déclarer une inflammation dans cette région : le petit orteil gonfla énormément, au point que l'on dut pratiquer une ouverture à la face dorsale, en même temps qu'il se produisait à la place occupée par le durillon une ulcération profonde, laissant suinter, dit le malade, un liquide aqueux. Sous l'influence du repos et de pansements à l'alcool, l'ulcère se cicatrisa.

Deux ans après, les mêmes lésions se produisirent au pied droit dans un point symétrique : le petit orteil s'enflamma ; on pratiqua une incision qui amena l'issue d'un petit séquestre ; l'ulcère plantaire d'ailleurs ne tarda pas à guérir.

En 1870, c'est au niveau de la première articulation métarso-phalangienne gauche que le mal reparaît sous forme d'un ulcère assez large, à bords taillés à pic ; il s'accompagne encore d'un phlegmon du gros orteil ; on pratique une incision à la région dorsale de cet orteil et, peu de temps après, on enlève le métatarsien et l'orteil correspondant.

Tout rentra dans l'ordre pendant un certain temps ; mais, en novembre 1874, le malade revient de nouveau à l'hôpital avec un phlegmon du pied et de la partie inférieure de la jambe. Au niveau des articulations métatarso-phalangiennes existe une vaste ulcération taillée à pic ; on constate que les os sont envahis et l'on pratique la désarticulation médio-tarsienne le 11 janvier 1875. La plaie d'amputation guérit parfaitement ; mais le malade resta à l'hôpital depuis cette époque pour les lésions du pied droit que nous allons décrire, et nous recueillons son observation au mois d'avril 1877.

A ce moment, nous constatons que la cicatrice du moignon d'amputation est le siége d'un ulcère, présentant de grandes analogies avec le mal perforant. Cet ulcère est situé à la partie externe de la cicatrice, dans un point qui, dans la marche, ne porte pas sur le sol ; mais tout autour l'épiderme est assez épais. L'exploration avec un stylet ne révèle pas de lésion osseuse ; il n'y a pas de troubles de la sensibilité. Cette ulcération s'est produite depuis quelques mois et aucun topique n'a pu en produire la guérison.

Le pied droit qui, comme nous l'avons vu, avait été en 1869 atteint d'un mal perforant au niveau de la cinquième articulation métatarso-phalangienne, présente actuellement en ce même point un décollement de l'épiderme de l'étendue d'une pièce de 50 centimes ; ce décollement communique avec l'extérieur par un pertuis fistuleux par où s'échappe une espèce de sérosité sanieuse en très-petite quantité. Les os ne présentent pas d'altération appréciable avec le stylet, c'est-à-dire qu'il n'y a pas de dénudation ; mais le cinquième métatarsien est très-volumineux et imprime au bord externe du pied une saillie qui rend bien compte de l'épaississement épidermique qui s'est produit en ce point. De ce côté, la sensibilité est notablement émoussée au niveau de l'ulcère et dans toute l'étendue du bord externe du pied.

Les antécédents du malade sont intéressants à relater, il a eu les pieds gelés dans une expédition dans les mers du Nord à laquelle il prit part comme marin. En sa qualité de marin également, il a abusé de l'alcool et ses artères sont manifestement athéromatheuses comme l'indique son tracé sphygmographique.

Observation IV.

Mal perforant aux deux pieds.

Maunier, quarante-huit ans, charretier, salle Saint-Augustin numéro 20, hôpital de la Conception, à Marseille.

Le début de la maladie date de l'année 1875. A ce moment, le malade vit apparaître un petit ulcère à la face plantaire de chaque pied, dans un point différent pour chacun : à droite l'ulcère, de très-petite dimension, siégeait au-dessous du gros orteil au niveau de l'articulation des deux phalanges, à gauche c'était au niveau de la tête du premier métatarsien ; l'ulcère était plus grand qu'à droite et mesurait 1 centimètre de diamètre. Le malade resta trois semaines à l'hôpital et fut guéri par le repos, l'excision des bords de l'ulcère et la teinture d'iode.

Trois mois après, la perforation reparaît au pied droit et cette fois avec de plus grandes dimensions; l'orteil était considérablement gonflé ; le malade rentre à l'hôpital où, après l'avoir examiné, on lui déclare que les os sont malades et qu'il faut enlever l'orteil ; sur son refus, on le laisse au repos dans un appareil silicaté et un mois après lorsqu'on enlève l'appareil on constate une guérison complète.

Ce résultat se maintint pendant un certain temps ; Maunier put reprendre son travail ; mais le 7 janvier 1878 il revient de nouveau à l'hôpital avec une ulcération à la face plantaire du gros orteil droit.

Ce qui frappe immédiatement lorsqu'on regarde son pied, c'est la déformation que présente le gros orteil ; il décrit une courbe à concavité supérieure, de sorte que la pulpe présente une surface inférieure convexe très-étendue tandis que la face dorsale de cet orteil, parcourue par quelques plis transversaux de la peau, a perdu une notable partie de sa surface ; il s'est évidemment produit là un déplacement dans l'articulation des deux phalanges. Si l'on examine cette articulation, on constate que les surfaces articulaires plus volumineuses font une saillie exagérée à la face inférieure ; en imprimant des mouvements à l'article, on perçoit des craquements.

A la face inférieure de cet orteil, au niveau même de l'articulation des deux phalanges existe un ulcère, mesurant environ 1 centimètre de diamètre, à bords taillés à pic, au centre d'un durillon assez épais ; le fond de cet ulcère est recouvert de bourgeons charnus assez pâles ; un stylet introduit à travers ces bourgeons, pénètre jusqu'à une surface osseuse dénudée.

L'examen de la sensibilité nous révèle l'existence d'une anesthésie complète de toute la face antérieure et interne de la jambe ; le sens de la température est également aboli ; à la plante du pied, l'anesthésie est limitée à toute la partie antérieure à partir des articulations métatarso-phalangiennes. Au niveau de l'ulcère, il y a anesthésie et analgésie complètes ; on peut enfoncer une épingle très-profondément, sans déterminer de douleur. Ce pied droit et la partie inférieure de la jambe enflent considérablement dès que le malade marche pendant un certain temps.

Au pied gauche, il n'y a pas d'ulcération ; mais on observe au niveau de la tête du premier métatarsien un durillon présentant à son centre une petite cicatrice blanchâtre, indice de l'ancien ulcère perforant qui a occupé cette région ; un durillon existe également au niveau de la tête du cinquième métatarsien; enfin l'épiderme est notablement épaissi dans toute l'étendue de la saillie métatarso-phalangienne. De ce côté, la jambe a conservé sa sensibilité normale et à la plante du pied l'anesthésie est limitée au gros orteil et à la région des articulations métatarso-phalangiennes.

Comme antécédents nous ne trouvons rien de particulier chez ce malade, si ce n'est qu'à l'âge de trente ans il eut la partie inférieure de la jambe droite prise sous les roues d'une charrette; il n'y eut pas de plaie, mais une enflure considérable et il dut garder le repos pendant un temps assez long.

Observation V [1].

Mal perforant. — Arthrite sèche.

Le nommé N......., cordonnier, vingt-huit ans, est couché au numéro 12 de la salle Moulaud, service de M. le professeur Combalat, à l'Hôtel-Dieu de Marseille.

Cet homme a été marin et a exercé d'autres professions fatigantes qui lui ont fait contracter l'habitude de boire; malgré son âge peu avancé, il est atteint d'athérome artériel, lésion que l'exploration de la radiale révèle et que le sphygmographe vient confirmer; il n'accuse pas d'antécédents syphilitiques.

Il y a un an, quoique souffrant très-peu, il s'aperçut que son articulation tibio-tarsienne ne jouait plus aussi bien : les mouvements de flexion et d'extension étaient gênés. A la suite d'une marche prolongée, il y eut une exacerbation; l'articulation gonfla et devint douloureuse; on lui fit appliquer des cataplasmes, des mouches, puis des bandelettes de diachylon; la douleur se calma peu à peu et le sujet, sauf une gêne plus ou moins prononcée dans la marche et la tuméfaction croissante de la partie inférieure de la jambe, n'éprouva plus autre chose.

Il entre à l'hôpital le 5 décembre 1877, non plus pour l'affection de l'articulation tibio-tarsienne, mais pour un mal perforant

1. Communiquée par M. Delarebardière, interne des hôpitaux de Marseill

siégeant à la plante du même pied. A l'examen du malade, nous trouvons les téguments violacés dans le bas de la jambe et sur le cou de pied; ces mêmes parties sont le siége d'un léger œdème. Jusqu'au niveau de l'articulation tibio-péronéale inférieure, nous n'apercevons aucune altération dans la configuration extérieure des os; mais, au niveau de cette articulation, les extrémités osseuses sont notablement tuméfiées; la tuméfaction disparaît au-dessous des malléoles, et l'on peut constater que le calcanéum n'est pas augmenté de volume. On note en même temps une déviation du pied autour de son axe antéro-postérieur, de sorte que c'est tout le bord externe de la région plantaire qui appuie sur le sol. Les divers mouvements de l'articulation tibio-tarsienne n'ont plus la même étendue qu'à l'état normal; ils sont indolores et s'accompagnent des bruits de craquement caractéristiques de l'arthrite sèche.

Le bord externe de la région plantaire est, dans toute son étendue, pourvu d'un épiderme dur et épais; à la partie antérieure de ce bord externe, au niveau de l'extrémité inférieure du cinquième métatarsien existe un ulcère un peu allongé d'avant en arrière, de la dimension d'une pièce de un franc, à bords taillés à pic et dont le fond est rempli par des bourgeons charnus roses et mollasses. Le stylet arrive sur une surface osseuse dénudée qui donne la sensation de la carie osseuse. Les mouvements imprimés à l'articulation métatarso-phalangienne permettent de percevoir des craquements secs. La sensibilité est conservée partout. Le malade raconte qu'il avait eu là un durillon qu'il avait trop coupé, et la maladie débutant par une petite plaie en était venue peu à peu au point où nous la trouvons. Ce durillon était évidemment produit par la marche sur le bord externe du pied, qui, par suite de la déviation de cet organe, était le seul point de la région plantaire qui portât sur le sol.

Observation VI.

Mal perforant aux deux pieds.— Fracture probable de la colonne vertébrale.

Chambon Louis, cinquante ans, maçon, couché au numéro 20 de la salle Saint-Louis, service de M. le docteur Villeneuve, à l'Hôtel-Dieu de Marseille. Il entre à l'hôpital le 28 janvier 1877.

Il nous raconte qu'il y a cinq ans environ il s'aperçut de l'existence d'un durillon occupant la face plantaire du gros orteil du pied gauche. Quelque temps après, voulant enlever les productions épidermiques qui le gênaient, il se fit une petite plaie qui se transforma en mal perforant. Il employa différents topiques qui restèrent tous sans résultat.

Il y a huit mois une ulcération de même nature se produisit dans une position tout à fait symétrique, sous le gros orteil du pied droit. Le début et les causes de cette affection furent les mêmes que pour le pied gauche; seulement il y eut en plus de ce côté des douleurs très-vives et une tuméfaction qui envahit toute la jambe jusqu'au genou. Dès lors, le malade fut obligé de s'aliter et, voyant la maladie rester stationnaire, il se décide à entrer à l'hôpital. La tuméfaction, qui avait envahi le pied et la jambe droits, ne tarde pas à disparaître sous l'influence du repos et des cataplasmes émollients. La plaie est ébarbée avec soin et, à l'aide de la teinture d'iode, elle se ferme complétement.

Quant au pied gauche, on ne peut reconnaître aucune tendance vers la guérison. Le stylet, introduit dans l'ulcération, se heurte de toutes parts contre un fond gris, mollasse et sans vigueur; on ne sent nulle part de surface osseuse dénudée.

La sensibilité au pourtour de l'ulcère est assez émoussée, mais l'anesthésie est loin d'être complète.

Comme antécédents, le malade raconte qu'il, fit il y a dix ans, une chute d'un lieu élevé, à la suite de laquelle il conserva une paralysie des membres inférieurs qui l'obligea à garder le lit pendant vingt-deux mois. Aujourd'hui, il a complétement recuovré l'usage de ses membres; mais si l'on explore la colonne vertébrale, on trouve à la partie inférieure de la région dorsale une saillie osseuse assez accusée. Il nous paraît probable que ce malade a eu dans le temps une fracture de la colonne vertébrale.

Après avoir subi différents traitements, le malade sort de l'hôpital non guéri le 20 avril 1877.

Observation VII. (Résumée).

Mal perforant. — Brûlures de la région plantaire.

Gilly, quarante-trois ans, maçon constructeur de fours et fourneaux, salle Saint-Louis numéro 23, à l'Hôtel-Dieu de Marseille.

Ce malade est atteint d'un mal perforant à la face plantaire du gros orteil du pied gauche, au niveau de l'articulation des deux phalanges. On trouve dans cette région un ulcère arrondi, de un centimètre de diamètre, taillé à pic dans un durillon qui forme tout autour de l'ulcère une zone indurée. La surface de l'ulcération est rougeâtre, complétement insensible; l'anesthésie occupe encore tout le pourtour de l'ulcère et se prolonge jusqu'à l'extrémité de la face plantaire de l'orteil; partout ailleurs, la sensibilité est conservée. La maladie, au dire du sujet, a commencé par un durillon; puis un jour il s'aperçut qu'une ampoule se formait au-dessous du durillon ; cette ampoule se creva et donna issue à de la sérosité rougeâtre ; l'ulcération qui en résulta alla toujours se creusant de plus en plus, sans déterminer de douleur et sans produire d'autre désordre qu'un gonflement assez notable du pied après une marche un peu longue.

Comme antécédents, nous ne trouvons chez ce malade qu'un fait intéressant à noter : ce sont les brûlures multiples de la plante du pied dont il a été atteint dans l'exercice de sa profession. Cet homme en effet est constructeur de fours et obligé en cette qualité de pénétrer dans des fours imparfaitement refroidis; c'est ainsi qu'il s'est à plusieurs reprises brûlé la plante des pieds, sans qu'on puisse savoir au juste quel était le degré de ses brûlures.

Observation VIII.

Mal perforant aux deux pieds.

Vernet (J.-B.), cinquante-quatre ans, conducteur de bestiaux, salle Saint-Louis numéro 13, à l'Hôtel-Dieu de Marseille.

La maladie a commencé il y a six ans environ et le début en est attribué à des blessures occasionnées par un clou de charrette; le pied droit fut atteint le premier d'un ulcère siégeant à la face plantaire du gros orteil; deux mois après, le pied gauche présenta à son tour dans le même point un ulcère de même nature et le malade entra à l'hôpital où on lui amputa les deux gros orteils.

La guérison se maintint pendant quatre ans; mais le 20 mars 1877 Vernet entre de nouveau à l'hôpital et voici dans quel état nous le trouvons :

Au pied gauche existe une ulcération arrondie, de un centimètre de diamètre, au niveau de la cinquième articulation métatarso-phalangienne; ses bords sont durs, taillés à pic; le fond est grisâtre; un stylet, introduit au milieu des bourgeons flasques, perçoit la sensation d'un os dénudé et si on l'enfonce plus profondément, il passe entre les deux métatarsiens qui paraissent également malades et vient faire saillie sous la peau de la face dorsale du pied; cette région dorsale est rouge, tuméfiée, douloureuse. L'ulcère est complétement anesthésié et l'on peut enfoncer une épingle assez profondément sans déterminer la moindre douleur.

Le pied droit présente également un ulcère semblable en tous points à celui du pied gauche sur le bord externe de la région plantaire au niveau de la tête du cinquième métatarsien. La sensibilité cependant est mieux conservée que sur le pied gauche au niveau de l'ulcère; elle n'est complétement abolie que sur la cicatrice d'amputation du gros orteil. Indépendamment du mal perforant, on observe encore sur ce pied deux durillons siégeant au niveau des deuxième et troisième têtes métatarsiennes.

22 Mars. — On pratique une contre-ouverture à la face dorsale

du pied gauche, au point où le stylet vient faire saillie et l'on place un tube à drainage. Il y a une menace de phlegmon que l'on combat par des cataplasmes émollients.

Les drains restent en place un mois et, quand on les retire, les lésions osseuses paraissent guéries; il s'est fait une production de bourgeons charnus, qui recouvrent les os et nulle part on ne sent plus de dénudation. L'ulcère lui-même se cicatrise et le malade sort complétement guéri le 2 juin. Il faut noter que ce malade a gardé le repos absolu pendant trois mois, et c'est sans doute en grande partie à cette immobilité qu'il doit sa guérison complète.

Observation IX.

Mal perforant aux deux pieds.

Bosserin Jean, marin, 38 ans, entre à l'Hôtel-Dieu de Marseille, salle Saint-Louis, numéro 6, le 29 mars 1877.

Ce malade présente à la face plantaire de chaque pied un mal perforant.

Pied gauche. Le malade nous raconte qu'il a reçu, il y a quatre ans, un saumon de plomb sur le dos de ce pied : il en est résulté une plaie transversale intéressant toute la face dorsale du pied et dont il reste encore une cicatrice assez évidente. A la suite de ce traumatisme il y eut une tuméfaction considérable du pied et tous les symptômes d'un phlegmon; le quatrième orteil s'est mortifié; il y a eu issue de séquestres et actuellement il ne reste plus trace de cet orteil. Le cinquième orteil a été également frappé de gangrène, et il ne reste plus à la place qu'un tubercule charnu sans ongle et sans phalanges. Après un séjour de cinq mois à l'hôpital pour cet accident, le malade put sortir et reprendre son travail pendant trois mois. A ce moment, le pied et la partie inférieure de la jambe se tuméfient de nouveau et une ulcération se produit à la face plantaire dans sa partie externe, au niveau de la tête du cinquième métatarsien. La plante du pied offre une disposition partilière : elle présente une forme de fer à cheval à concavité interne, de sorte que le pied repose sur le sol au niveau des articulations métatarso-phalangiennes, au niveau du talon et sur toute l'étendue du bord externe du pied. Sur tous ces points, l'épiderme est considérablement épaissi et induré; l'ulcération est taillée à pic au milieu de ces masses épidermiques : elle est assez profonde sans s'étendre cependant jusqu'aux os, qui paraissent sains à une exploration faite avec le stylet. Une ulcération a également existé à la partie postérieure du talon; mais elle s'est fermée et il ne reste plus qu'une cicatrice déprimée. En aucun point de ce pied, on ne constate d'anesthésie.

La jambe porte des cicatrices froncées, déprimées, violacées, traces de pustules d'ecthyma que le malade a gardées pendant plusieurs mois. En même temps que ces pustules, un œdème considérable occupait tout le membre inférieur. Actuellement il n'y a plus ni pustules ni œdème. Le malade accuse seulement des douleurs très-vives occupant toute la jambe et le pied; ces douleurs s'exaspèrent la nuit; elles durent trois ou quatre jours, puis disparaissent pour quelque temps.

Pied droit. — La plante de ce pied n'est pas déformée comme celle du pied gauche; la cambrure normale est conservée. Il existe à la partie antérieure et médiane au niveau de la tête du troisième métatarsien une ulcération présentant tous les caractères du mal perforant. Anesthésie limitée à l'ulcère et aux parties environnantes où existe un assez notable épaississement de l'épiderme.

Le cinquième orteil manque; il a été enlevé par un chirurgien à la suite d'un accident produit par la chute d'un morceau de fer; le traumatisme a été limité à cet orteil et n'a pas laissé de trace sur la face dorsale du pied.

Le pied et la jambe droits ont été comme le membre gauche, envahis un moment par de l'œdème et des pustules d'ecthyma, dont il reste encore des cicatrices. Le malade accuse les mêmes douleurs que dans la jambe gauche.

Comme antécédents, en dehors des traumatismes multiples dont cet homme a été victime et que nous avons rapportés au cours de cette observation, nous pouvons signaler encore l'alcoolisme et la syphilis à laquelle se rattache l'ecthyma que nous avons signalé. Les artères ne sont pas athéromateuses.

Observation X.

Mal perforant. — Atrophie musculaire progressive.

Aubert Louis, soixante-quatorze ans, colporteur, entre le 5 février 1878, dans le service de M. Villeneuve, à l'Hôtel-Dieu de Marseille.

Cet homme, qui paraît jouir d'une bonne santé générale, n'a jamais eu la syphilis ; il n'a jamais fait d'excès alcooliques et ses artères, malgré son âge avancé, ne sont nullement athéromateuses. En fait de traumatismes anciens, il nous raconte qu'il fit il y a dix ans, une chute qui lui enleva la peau à la partie antérieure de la jambe droite de l'étendue de la paume de la main. Cette plaie persista pendant une année entière et, malgré les différents topiques employés, elle ne présentait aucune tendance à la cicatrisation, lorsque le malade, sur le conseil d'un médecin, eut recours aux bains de mer, qui amenèrent une guérison assez rapide. Cette lenteur dans le travail de cicatrisation pourrait s'expliquer dans une certaine mesure par l'existence de varices assez accusées aux deux jambes et principalement à la jambe droite. Aujourd'hui, le malade nous montre une cicatrice blanchâtre au point qui a été le siége de son ulcère ; il n'avait pas conservé d'autre ressentiment de cette blessure, lorsqu'il vit apparaître il y a deux ans une petite ulcération à la face plantaire du pied droit au niveau de la cinquième articulation métatarso-phalangienne ; cette ulcération ne s'est jamais fermée depuis ; elle offre actuellement les dimensions d'une pièce de cinquante centimes ; ses bords sont taillés à pic au milieu d'un épiderme dur et épaissi ; son fond est rosé et donne lieu à une légère sécrétion ; le stylet ne peut s'enfoncer sur aucun point et ne donne lieu par conséquent à aucune sensation osseuse.

Si l'on explore l'état de la sensibilité, on constate un fait assez particulier ; c'est une hyperesthésie extrême au niveau de la plaie et dans toute la partie antérieure de la plante du pied ; c'est à peine si, au pourtour de l'ulcère, au point où l'épiderme est le plus épaissi, on peut toucher la peau sans déterminer de mouvement réflexe ; partout ailleurs le malade retire brusquement son membre dès que l'épingle arrive au contact de son épiderme; au talon la sensibilité est normale et le malade marche en appuyant sur cette région, car, nous dit-il, à la partie antérieure du pied, le contact du sol détermine une impression des plus pénibles. La sensibilité à la température est également exagérée ; en appuyant le pied nu sur les carreaux modérément froids notre malade perçoit comme une sensation de brûlure dans l'avant-pied, tandis qu'au talon il n'éprouve aucune impression désagréable.

Nous observons, en même temps, à la main gauche une atrophie considérable des muscles des éminences thénar et hypothénar. La température de cette main est notablement abaissée et le malade, malgré un gant de laine qu'il garde constamment, éprouve une sensation de froid. Le petit doigt est fortement rétracté en arrière ; ce doigt-là, ainsi que l'annulaire, offre une coloration violacée ; la sensibilité est abolie au petit doigt et dans la moitié interne de l'annulaire, en un mot dans la partie innervée par le cubital. L'avant-bras est également froid dans sa partie interne sur le trajet du cubital : les muscles innervés par ce nerf offrent un commencement d'atrophie. Parfois le malade éprouve des fourmillements dans son membre supérieur gauche.

Observation XI (Résumée) [1]

Mal perforant. Troubles trophiques multiples.

M. Gilbert, 47 ans, entre à l'Hôtel-Dieu de Marseille, le 28 avril 1879. C'est en 1865 que la maladie commença. Il était alors à Batavia, où il fut atteint d'un rhumatisme des membres inférieurs qui dura deux ou trois ans. Les douleurs étaient excessivement vives, n'étaient pas limitées aux jointures et leur nature rhumatismale paraît devoir être mise en doute, d'autant plus qu'elles furent remplacées par l'anesthésie des membres inférieurs.

1. Cette observation doit être publiée in-extenso par mon excellent ami M. d'Astros, interne des hôpitaux de Marseille.

En 1870 ,il était à Bordeaux; c'est là qu'il fut atteint d'un premier mal perforant. Antécédents: Syphilis. Fièvre intermittente. Pas d'alcoolisme, mais abus exagéré du tabac. Etat général d'ailleurs excellent.

Etat actuel. 1° Membres inférieurs; les premiers atteints en 1865. Anesthésie des deux côtés remontant jusqu'à mi-jambe, complète, portant sur toutes les sensations. Au-dessus des régions insensibles, hyperesthésie. Perte des mouvements réflexes dans les parties insensibles. Atrophie des muscles, en particulier du triceps sural. Epaississement et coloration violacée de la peau. Légère plaque de gangrène à la jambe droite. Chute des ongles. Maux perforants sur lesquels nous allons revenir.

2° Membres supérieurs. Le début en date de 1872. Sensations de fourmillements dans les doigts.

Anesthésie portant surtout sur la distribution du nerf cubital des deux côtés; elle remonte jusqu'au tiers inférieur de l'avant-bras. A la main atrophie des éminences thénar et hypothénar. Biceps, deltoïde diminués de volume. Contractilité faradique disparue dans les muscles atrophiés. Des deux côtés plusieurs plaques de faux phlegmon et de peau lisse; destruction des ongles, ulcérations des doigts; tournioles sur quatre doigts.

3° Face. Pas d'anesthésie, début en 1875. Épaississement de la peau. Nez œdématié. Chute de la barbe. Paupières en ectropion, très-vascularisées. Du côté gauche, névralgies faciales depuis deux mois, portant surtout sur les branches sus-orbitaire et auriculo-temporales. Iritis parenchymateuse. Epistaxis fréquentes.

4° Maux perforants. Le premier apparut il y a huit ans à la face plantaire du gros orteil du côté droit. Il le garda quelques mois; il se décida enfin à entrer à l'hôpital où un chirurgien lui fit l'extraction d'un séquestre; il reste actuellement une cicatrice, trace de l'incision.

Il y a dix mois environ un mal perforant parut à la face interne du gros orteil gauche; il guérit par des applications de teinture d'iode.

Actuellement il porte les traces de ces deux maux perforants, sous forme de croûtes stratifiées, se confondant à la périphérie avec l'épiderme épaissi. Nous enlevons cet épiderme avec le bistouri sans tomber sur aucune surface ulcérée.

Mais un troisième mal perforant se forme au gros orteil gauche au-dessous de l'articulation de la phalange avec le métatarsien. Assistant à son début, nous constatons qu'il a tous les caractères classiques : épaississement de l'épiderme autour de l'ulcère, prolongement de l'ulcération au-dessous des bords décollés. Le stylet ne rencontre aucune surface osseuse.

INDEX BIBLIOGRAPHIQUE

1846 Marjolin. Dict. en 30 vol. T. XXX. Art. Ulcère.
1847 Boyer. Patholog. chirurg. T. IV; p. 76.
1852 Nélaton. Gaz. des Hôpitaux, 10 janvier.
1852 Vésignié. Gaz. des Hôpitaux, 5 février.
1855 Leplat. Thèse de Paris.
1857 Gorju. Thèse de Paris.
1858 Dieulafoy. Gaz. des Hôpitaux, 4 mars.
1858 Richet. Société de chirurgie, séance du 29 décembre.
1859 Larrey. Union médicale, p. 500.
1859 Malgaigne. Anatomie et chirurgie expérimentales.
1863 Péan. Gaz. des Hôpitaux.
1864 Delsol. Thèse de Paris.
1864 Poncet. Recueil de médecine et de chirurgie militaire.
1565 Folquet. Thèse de Strasbourg.
1865 Broca. Gaz. des Hôpitaux.
1865 Follin. Pathologie ext. T. II.
1865 Nélaton. Pathologie externe.
1865 Nysten. Dict. de médecine. Art. Mal perforant.
1865 Sédillot. Gaz. des Hôpitaux, p. 498.
1866 Valette. Clinique de l'Hôtel-Dieu de Lyon.
1867 Mougeot. Thèse de Paris.
1867 Gosselin. Gaz. des Hôpitaux, 8 août.
1867 Dolbeau. Leçons de clinique chirurgicale, p. 414.
1868 Montaignac. Thèse de Paris.
1868 Massaloux. Thèse de Paris.
1868 Lucain. Thèse de Montpellier.
1869 Picot. Gaz. des Hôpitaux.
1870 Léonard. Thèse de Paris.

1871 MAUREL. Thèse de Paris.
1872 PONCET. Gaz. Hebdomadaire.
1872 JOLY. Thèse de Paris.
1873 DUPLAY et MORAT. Arch. de Médecine. T. I, p. 257, 403, 550.
1874 BERNARD. Thèse de Paris.
1874 SOULAGES. Thèse de Paris.
1877 DESPRÈS. Chirurgie journalière, p. 607.
1877 PITOY. Thèse de Paris.
1878 MATHIEU. Thèse de Montpellier.
1878 DUTRUILLE. Thèse de Paris.
1879 GERMAIN. Thèse de Paris.

ÉTRANGER

1854 SCHRŒDER van der KOLK. Nederlandich Lancet. Dublin Quartely journal, n° 34.
1868 PITHA et BILROTH. Handbuch der Allgemeinen und Speciellen chirurgie, p. 377.
1869 ADDEMANN. Schmidts Jarbucher. T. II, p. 191.
1871 ESTLANDER. Deutsche Klinik., n° 17.
1874 FISCHER. Berlin. Klin. Wochens., n° 42, p. 534.
1875 FISCHER. Archiv. f. Klin. chirurg. XVIII° vol., p. 301.
1875 SONNENBURG. Deutsch. Zetsch. f. chirurgie. VI, n° 3.
1875 MORITZ. Petersburger Zetsch. T. V, p. 1.
1875 BRUNS. Berlin. Klin. Wochens., n° 30 à 32.
1874 SCHÜNLER. Thèse inaugurale, Kiel.
1874 SCHŒMAKER. Archiv. f. Klin. chirurg. XVIII° fasc., p. 1.
1874 DURANTE. Lo spallanzani e la Clinica, 31 mars.

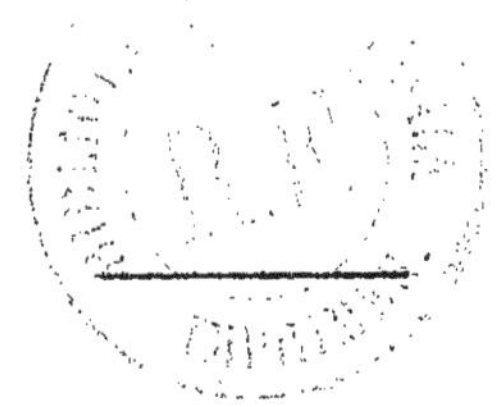

PARIS. — IMP. VICTOR GOUPY ET JOURDAN, 71, RUE DE RENNES.

www.ingramcontent.com/pod-product-compliance
Ingram Content Group UK Ltd.
Pitfield, Milton Keynes, MK11 3LW, UK
UKHW021007200726
13857UKWH00004B/1318